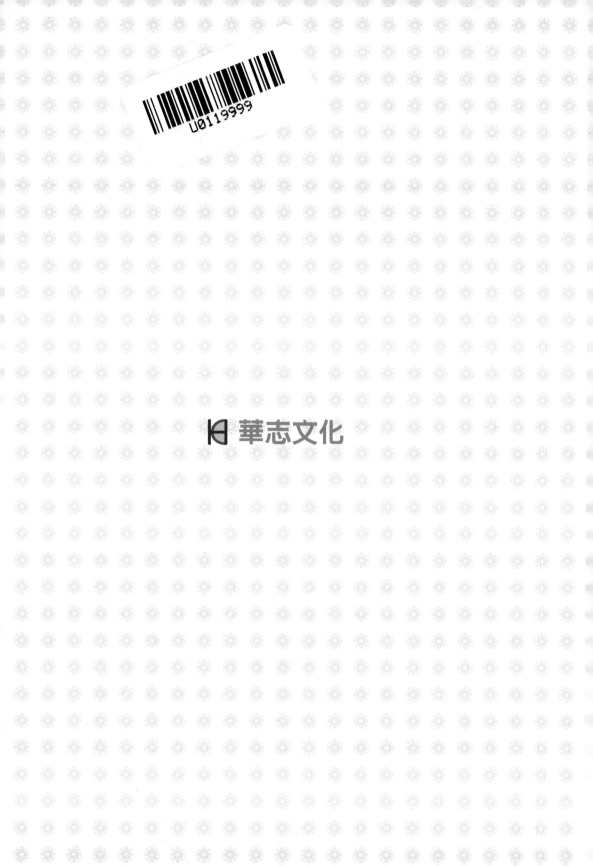

華志文化

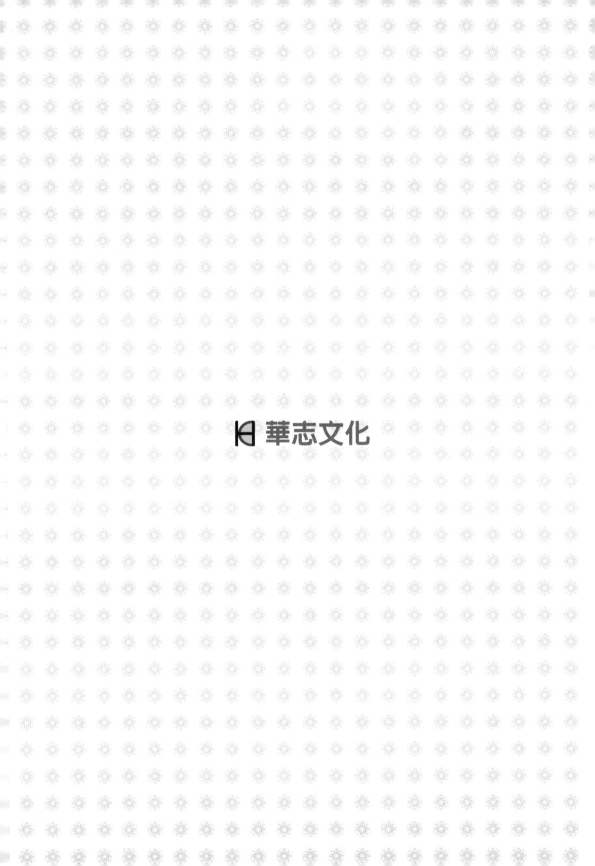

華志文化

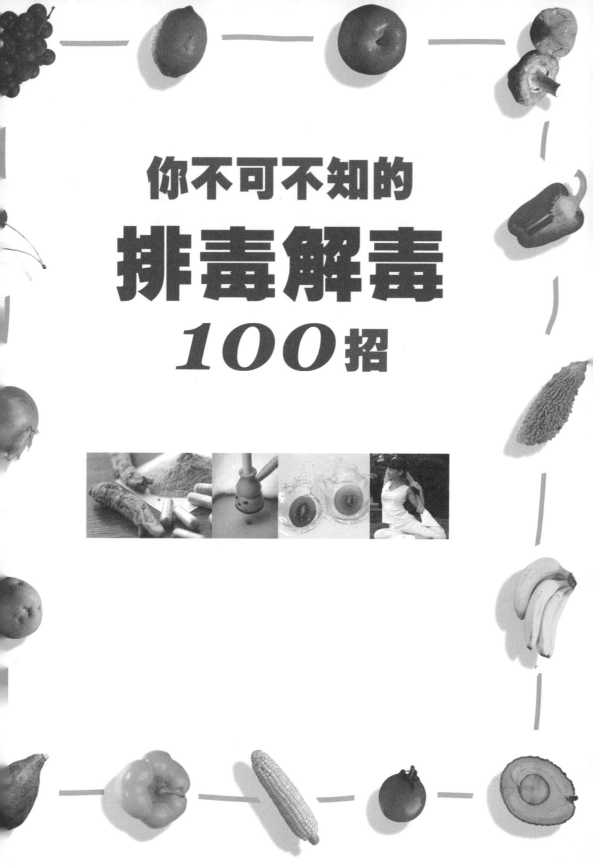

# 你不可不知的
# 排毒解毒
## 100招

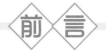

前言

　　在日常生活中，存在著許多有毒之物，危害著我們的身體健康。通常所說的毒，泛指對人體有不良影響的物質。一般認為，人體內存在的毒素有自由基、宿便、膽固醇、脂肪、尿酸、乳酸、水毒和瘀血。而從外部危害人體健康的毒素有病原微生物、大氣污染、蔬菜中的農藥殘留、汽車排氣、工業廢氣、化學藥品、食物中的防腐劑、化妝品中超標的重金屬、垃圾食物等。

　　人類在與疾病抗爭的過程中，發現了抗生素，這給感染性疾病的治療帶來了光明。但是，現在抗生素的臨床劑量越來越大，代換產品越來越多，而機體的耐藥性、抗藥性卻越來越強，治療的效果也越來越差，藥物所引起的副作用也在增大，而副作用過大的藥物對於人體而言就有可能是一種新的毒素。

　　人體的食物鏈正在被污染，農產品中有農藥殘留，漁牧肉品中激素可能超標，加工食品易被過量使用防腐劑、色素和所謂的食品添加劑等。我們的飲用水也有可能被造紙廠、化工廠、採礦業的污染等所危害。就連我們每時每刻都需要呼吸的空氣也在被汽車、沙塵暴、火力發電廠、焚燒廢棄物等所污染。

　　而不良生活方式所引起的便祕，更是我們需要排毒解毒的重要原因，因為宿便已是公認的萬病之源。環境中有毒污染物可以透過各種途徑進入人體，達到一定程度時就會給人們帶來災難。

　　目前，環境中的有毒污染物種類繁多，既有有機污染物，也有無機污染物，人們耳熟能詳的戴奧辛可謂是臭名昭著，已被列為危害人類的致癌物。其實，天然存在的戴奧辛極少，但隨著工業生產的發展，焚燒垃圾、含氯化工及農藥生產、汽車廢氣排放、紙張漂白等人類生產活動使得戴奧辛污染程度大幅度升高，因此，現代生活中的人們不得不考慮排毒解毒的問題。

　　排毒解毒的方法源於人們的社會實踐活動，具體方法有很多，本書從飲食、運動、心理、按摩等方面列舉了許多排毒解毒的妙招，對一些時尚的排毒解毒方法也做了詳細的解讀，並以插畫圖說讓讀者迅速了解。可供讀者在瀏覽時學習使用。祝每一位讀者開卷有益，愈活愈健康，愈活愈美麗！

# 目　錄

**飲食排毒是關鍵**

## 素食排毒有妙招

排毒既能養顏美容，又能延年益壽，全面排毒使人擁有真正的健康。人體內各種毒素排出的關鍵在於「通」，因此要保持體內各種生物管道正常的生理機能，使之發揮良好的排毒作用。建立良好的飲食習慣，在日常飲食中輕鬆排出毒素，一是要喝水和新鮮果汁；二是要多吃新鮮蔬菜、雜糧和有機食品；三是要每週吃兩天素食，給腸胃休息的機會。所謂素食，就是不吃肉、魚、家禽或屠宰場的副產品。素食者以蔬菜和水果為主要飲食，蛋、牛奶和奶製品可以有選擇地吃。連奶、蛋都不吃的素食者，被稱作嚴格的素食主義者。

### 吃素的種類

(1)小素：不吃陸地上的動物，但吃水中動物。

(2)大素：就是嚴禁食用一切肉類，甚至連蔥、蒜、韭菜也不吃。因為這些菜有辛腥味，使人性情起伏。

(3)花素：就是一個月中只有幾天吃素，其他時間不吃素。

(4)肉邊素；挑著吃與肉一道炒的素菜，但不吃肉。

### 素食排毒的理由

(1)無污染的天然蔬菜、水果，其所含的毒素低於動物中的毒素（主要指激素、瘦肉精）。

(2)天然果蔬為鹼性食物。它們有利於保持人體內的酸鹼平衡，可幫助減少疾病發生，有利於健康。

## 素食排毒的方法

採取素食排毒法的人，在第一階段可先吃花素和小素，每個月先是吃一天素，然後改為吃兩天素，逐步過渡到每週吃2～3天素；第二階段改吃肉邊素，這個階段體重可能會減輕，因為素食中的熱量比較低；最後再改吃大素（又稱純素），這段時候，只吃五穀雜糧、豆類及豆製品、菌類、堅果、蔬菜、水果，不吃肉類。在第三階段，要為自己安排好飲食，盡量吃不同種類的食物，以保持營養平衡。

素食排毒法對血中總膽固醇增高、三酸甘油增高、低密度脂蛋白增高、高密度脂蛋白下降、血液黏稠度高、脂肪肝、肥胖症、動脈粥樣硬化症等病及一切因為「脂毒」（脂肪代謝異常）導致的病症有顯著效果。可以先試用3～6個月，如果身體可以適應了，不影響食欲與健康，僅僅減輕了一些體重，便可繼續採用素食排毒方法3～6個月。

## 注意事項

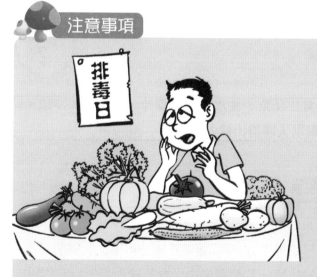

(1)進食豆腐、豆腐乾、豆漿、百頁等豆製品，並不斷更換豆製品的樣式種類和烹飪方法，以補充足夠的蛋白質、鈣等營養物質。

（2）經常食用香菇、黑木耳等食用菌一類的有助於排毒、防癌抗癌、活化心腦血管功能的食物。

(3)進食一定量的米、麵、番薯等五穀雜糧，以保證人體的熱量供應。

(4)進食一定量的粗糧、蔬菜、番薯、竹筍、蒟蒻等粗纖維食物，以增加食物的排毒、降脂減肥功效。

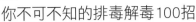

(5)廣泛攝取綠葉蔬菜、番茄、胡蘿蔔、海帶、苦瓜、芹菜、香蕉等果蔬，以補充充足的維生素與礦物質。

**小叮嚀**

高脂肪飲食、高鹽飲食、營養過剩、嗜菸嗜酒、燻烤煎炸食物、黴變食物、食品添加劑、果蔬殘留農藥、化學藥物的毒副作用、空氣中的有毒排放物、居室污染……越來越多的外來毒素充斥在人們的生活之中；體內代謝過程中產生的自由基、腸毒素、血毒素及營養元素過多或過少導致的內生毒素也無孔不入地侵害我們的機體。便祕、口臭、痤瘡、頭痛、健忘、注意力分散等體內毒素積聚發生的信號尚未引起人們的重視。這些外來的和內生的毒素時時刻刻都在危害人們的健康，需要引起人們的足夠重視。

# 生食排毒有妙招

妙招
2

所謂生食，就是進食生蔬菜、生水果、蔬菜汁、水果汁和沙拉。生食有很多好處，可以幫助人體排出體內毒素。

## 生食排毒的理由

生食可使蔬菜、水果中的營養成分不受破壞，有效地發揮其排毒作用。如胡蘿蔔、葡萄等蔬果中 $\beta$-胡蘿蔔素等成分可幫助肝臟排毒；黃瓜、羅漢果可幫助腎臟排毒。其他蔬果中所含的維生素C、維生素E等抗氧化劑，可幫助消除體內的自由基。

## 生食排毒的方法

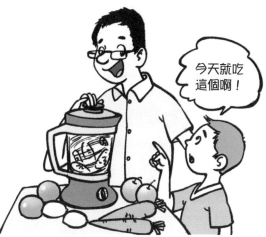

今天就吃這個啊！

採用生食排毒方法，可在一日三餐中吃1餐生食，也可在一週七天中吃1天生食，因人而異。推薦這樣的安排：

①喝1天果汁：在一天中，斷斷續續地喝果汁，也可以喝蔬菜汁。上午喝果汁比較好，然後下午喝蔬菜汁，晚上再喝果汁。只要自己願意，怎麼喝都可以。

②連續3天喝果汁、吃水果、喝冰果露：除了每天喝新鮮的果汁以外，還可以吃水果和冰果露。葡萄乾等果乾也可以吃，只要這些果乾是自然曬乾的就可以。製作冰果露很容易，把蘋果汁或者橙汁放在攪拌器裡，加入冰過的香蕉或其他水果。轉眼間，一道美味的冰果露就好了。

③連續1週吃生食：在一週之內只吃生的食物，如水果、蔬菜、果汁和沙拉。白天盡情吃水果、蔬菜和果汁，晚上做1份沙拉，加入檸檬汁和調味品，但是其中含有的化學製劑越少越好。在吃完沙拉後3個小時之內，不要吃水果、喝果汁。

生食更需要綠色的葉菜。如果一開始不習慣生食，可以打成一杯蔬果汁。**如果是癌症病人，至少要600～1,000克的生菜打成500～1,000CC的蔬菜汁，一天2～3次，非常有效果。**一般人早餐改做這種蔬菜汁就可以淨化排毒。如果以生菜、水果當早餐，就是一天淨化排毒的開始。可喝排毒水，用小麥草汁（或蔬菜汁，或用1茶匙大麥苗粉）和1茶匙蜂蜜，加入300CC冷開水調勻。排毒水早晚喝1杯，非常方便，即使外出也不必為了覓食而煩惱。

### 注意事項

(1)生食蔬菜應選擇無污染的農產品，吃前必須先反覆清洗，消除可能殘留的農藥和化肥，再用30～40℃溫開水浸泡10分鐘。

(2)對於不易消化吸收的蔬菜，如紅蘿蔔、高麗菜等，可透過絞碎、發酵，產生「活性酶」之後再生食。

(3)對於胃腸功能不好，消化不良的人，可採用生蔬菜榨汁的方法，飲用菜汁，不吃菜渣。

(4)胡蘿蔔中所含的 $\beta$-胡蘿蔔素為脂溶性維生素，生食胡蘿蔔時，應切成絲，加少量芝麻油拌勻後生食。

(5)盡量不吃罐頭果蔬食品，以免攝入過多的食品添加劑，影響健康。

(6)生食水果及黃瓜等蔬菜時應先削皮，忌連皮生吃，以避免農藥中毒。

(7)有些食物不可生吃。生吃茭白筍、菱角，易引起薑片蟲病。生吃醉蝦、醉蟹，易引發肝吸蟲病和肺吸蟲病。生食海鮮，易引起肝吸蟲病。生食雞肉、豬肉、牛肉，易引起旋毛蟲病。

(8)生食要採用循序漸進的方法，先採用隔日生食一餐，再採用每日生食一餐，等胃腸適應生食後再逐漸增加生食的次數。

(9)生食期間，應注意補充一定量的蛋白質、脂肪和碳水化合物的食物，以維持身體對均衡營養的需求，防止低血糖等病症。

### 小叮嚀

　　中醫認為，毒有廣義、狹義之分，廣義之毒是指外感風、寒、暑、濕、燥、火六淫之邪，或內傷七情、過勞過逸、飲食不節，致使體內陰陽失去平衡，臟腑功能失調，氣血運行不暢而產生的一系列病理代謝產物，如痰飲、瘀血、濁脂、宿食、宿便、內濕等。狹義的毒係指藥物毒、食物毒、蛇蟲毒、漆毒及火毒、熱毒等。西醫認為，人體在新陳代謝過程中產生的廢物和腸道內滯留的食物殘渣的腐敗產物，是體內毒素的主要來源。

# 斷食排毒有妙招

　　所謂斷食，就是短期內不吃食物或少吃食物。這是國際上頗為流行的一種排毒方法，它是透過斷食和減食將體內毒素排除出去，從而達到強身益壽的目的。使用此種方法的人，會在一段時間內不進食，甚至在停止進食的同時還要配合吃辣椒粉，以達到清除腸內廢物的目的。很多人在斷食期間排出了大量「宿便」。有人在斷食後會出現體重減輕的現象，便祕得到改善，血脂也降低了很多，達到了排毒的目的。

 斷食排毒法的種類

　　(1)減食法：盡量少吃含脂肪、糖和熱量、膽固醇多的食物，多吃含纖維素多的食物。

　　(2)不完全斷食法：只給自己超低熱量的食物，也就是盡量根據自己身體的需要，食用極少的食物，以維護人體最低的營養供給，療程可以是幾星期至幾個月不等。

　　(3)完全斷食法：又稱為辟穀。指一週內基本上不吃食物，只喝一些果汁、生菜汁或只飲水。通常的作法是斷食2天吃1次食物，再斷食2天再吃1次食物。

 斷食排毒的方法

　　(1)斷食可以排除、化解體內毒素。在日常生活中，大魚大肉會使人體內的毒素大量堆積。在消化系統中，毒素主要來自宿便。宿便如果不能排出體外，它的一些成分就會被腸壁吸收，進入肝臟，使肝臟的解毒功能大大降低。斷食後，排泄功能會增強，大小腸蠕動減少，但腸壁間摩擦增多，迫使折疊處長年累積的宿便脫落，排出體外。

　　(2)將體內廢物、毒素及多餘脂肪清除，將營養過剩留下的多餘營養

物質進行消耗，受損細胞得到修復，老舊細胞獲得更新，過胖的體重得以下降，使有毒病菌的活力降低，身體的再生能力與免疫功能得到增強，從而促進健康。

(3)採用斷食排毒法不可貿然行事，應根據個人體質量力而行。對於體質較弱、經常頭昏、四肢乏力者忌用；有低血糖病史或血糖偏低者忌用；患有糖尿病、結核病、慢性肝炎、肝硬化、胃及十二指腸潰瘍、精神病、腫瘤病患者忌用；孕婦及哺乳期婦女忌用。

(4)國際上流行的斷食排毒方法很多，一般主張對經常暴飲暴食、肥胖、營養過剩、血液黏稠、血脂異常之人先採用減食法，食量逐漸減少，再逐步過渡到每週1天斷食法，這1天中，只飲用新鮮的蔬果汁或脫脂牛奶，或者優酪乳，也可只飲用糙米稀粥或糙米麩。

## 注意事項

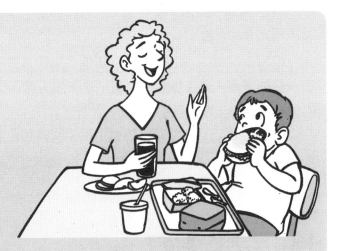

(1)斷食時間不宜過久，一般不應超過2天以上。斷食期間應補充適量溫開水或茶水，或者蔬果汁。禁止飲酒、吸菸及喝刺激性飲料。

(2)斷食期間應有人陪伴，並進行觀察，測量脈膊、血壓，以免發生意外。對於饑餓難忍者，應立即中止斷食，及時補充食物，不可硬撐。

(3)斷食期間可在室內進行輕微活動。

(4)斷食結束後，不可暴飲暴食，只可緩慢食補，恢復到正常飲食。

小叮嚀

在正常情況下，人體的自身防禦系統是可以發揮排毒、解毒作用的。如肝臟是人體重要的解毒器官，多種毒素可以透過肝臟內的化學反應變成低毒或無毒；腎臟是重要的排毒器官，可以過濾血液和尿液中的尿素與蛋白質分解後產生的廢物，再透過尿液排泄出體外；腸道可以排除糞毒。皮膚、呼吸道和淋巴系統也有排毒、解毒功能。但是，當體內「垃圾」超過一定限度，或者人體的內臟出現「亞健康」狀態或發生病變，毒素便會留存在體內。

# 膳食纖維排毒有妙招

妙招 4

膳食纖維又稱第七營養素，是一種不能被人體消化的碳水化合物，分為非水溶性和水溶性纖維兩大類。纖維素、半纖維素和木質素是3種常見的非水溶性纖維，存在於植物細胞壁中；而果膠和樹膠等屬於水溶性纖維，則存在於自然界的非纖維性物質中。

## 膳食纖維的重要性

常見的食物中的大麥、豆類、胡蘿蔔、柑橘、亞麻、燕麥和燕麥糠等食物都含有豐富的水溶性纖維，水溶性纖維可減緩消化速度和最快速排泄膽固醇，所以可讓血液中的膽固醇控制在最理想的標準，還可以幫助糖尿病患者降低血糖。非水溶性纖維來自食物中的小麥糠、玉米糠、芹菜、果皮和根莖蔬菜。非水溶性纖維可降低罹患腸癌的風險，同時可經由吸收食物中有毒物質而預防便祕和憩室炎，並且減低消化道中細菌排出的毒素。大多數植物都含有水溶性與非水溶性纖維，所以飲食均衡攝取才能獲得不同的益處。

簡單地說，膳食纖維的益處在於：①保持消化系統健康；②增強免疫系統；③降低膽固醇和高血壓；④降低血糖和三酸甘油；⑤通便、利尿、清腸健胃；⑥預防心血管疾病、癌症、糖尿病以及其他疾病；⑦平衡體內的激素，以及降低與激素相關的癌症發生率。

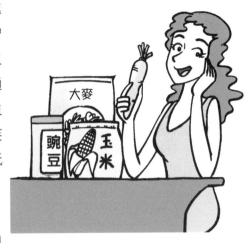

##  膳食纖維的排毒作用

膳食纖維可誘導腸道內有益菌群的大量繁殖，並與腸道內有毒物質結合，促其排出體外，縮短有毒物質對腸道的毒害時間，從而避免癌症的發生。食物中的膳食纖維若含量過少，有毒物質在腸道內停留時間過長，因而被腸壁吸收，將對腸壁產生毒害作用。

可溶性膳食纖維被分解的分量較多，而成為了腸道菌體的養分，以誘導大量有益好氧菌的繁殖，並使糞便保持一定的水分與體積。微生物發酵生成的低級脂肪酸，還能降低腸道的pH，促進有益好氧菌繁殖，並刺激腸道黏膜，加快糞便排泄。不可溶性膳食纖維被細菌所分解的數量雖較少，但作為腸內異物也能刺激腸黏膜，促進腸內功能正常化。據研究，不可溶性穀物纖維預防結腸癌的作用，要比可溶性穀物纖維更強；但該研究也顯示，水果和蔬菜中的可溶性纖維和不可溶性纖維，對預防結腸癌的作用並沒有區別。

膳食纖維是健康飲食不可缺少的，在保持消化系統健康中扮演重要的角色，而攝取足夠的膳食纖維同時也可以預防心血管疾病、癌症、糖尿病以及其他疾病。膳食纖維可以清潔消化道壁和增強消化功能，同時可稀釋食物中的致癌物質和有毒物質，並使其加速排除，保護脆弱的消化道和預防結腸癌。由於膳食纖維的通便作用有益於腸道內壓的下降，可以預防腸憩室症與便祕，並能預防便祕引起的痔瘡和下肢靜脈曲張。

**小叮嚀**

美國防癌協會推薦膳食纖維標準為每人每天30～40克，歐洲共同體食品科學委員會推薦標準為每人每天30克。糙米和胚芽精米，以及玉米、小米、燕麥、大麥、小麥皮（米糠）和麥粉（黑麵包的材料）等雜糧含膳食纖維最多；此外，根菜類和海藻類中膳食纖維較多，如牛蒡、胡蘿蔔、四季豆、紅豆、豌豆、薯類和海帶、紫菜等也含有較多的膳食纖維。

# 妙用黑木耳可排毒

妙招 5

黑木耳，俗稱木耳，古稱樹雞等，為木耳科植物的子實體。黑木耳營養豐富，引起人們極大關注的是木耳的韌勁，而且口感黏滑，吃在嘴裡不但質地柔軟、滋潤，而且十分美味、爽口。

## 排毒妙用

中醫認為，黑木耳性平味甘，入胃、大腸經，有益氣補血、潤肺鎮靜、涼血止血等功效。唐代孟詵說，木耳「利五臟，宣腸胃氣排毒氣」。近年來，黑木耳由於被發現尚含有某些具有特殊療效的成分而身價倍增。一般認為，這些成分可降低動物血清和肝臟膽固醇含量，防止動脈壁脂質沉積和動脈粥樣硬化斑塊的形成，因而有利於排毒。

黑木耳中所含有的胺基酸和礦物質能調節人體新陳代謝，使人體的排泄機能和殺菌能力增強，對清除體內毒素有很大的作用。黑木耳中所含膳食纖維含量較高，每日攝入一定量的黑木耳，可有效降低高脂血症患者的血脂含量，且能增加大便體積，促進腸胃蠕動，將膽固醇及時排出體外，有洗滌胃腸的作用。此外，常食黑木耳可以中和自身毒素，延緩脂褐質在機體的沉積，從而達到抗衰老延年的目的。

黑木耳中富含酵素和生物鹼，這兩種物質對紡織工人等所吸入體內的纖維織物等異物能起催化劑的作用，使這些物質在短時間內被分解而排出體外，以免這些物質對人體產生毒害的作用。

## 排毒食譜

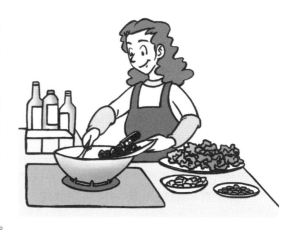

(1)取黑木耳30克，核桃仁7個，豆腐200克，低鈉鹽、麻油各適量。將黑木耳水發洗淨，核桃仁去皮洗淨，再與豆腐一同放入砂鍋內，加水適量，燉熟後加低鈉鹽調味，淋上麻油即成。佐餐食用。具有滋補潤燥、滑腸通便、活血止血的功效。

(2)取黑木耳、香菇各25克，黃酒、低鈉鹽、生薑片、蔥段、胡椒粉、植物油、鮮湯各適量。將香菇、黑木耳分別泡發，去雜洗淨，泡發的水澄清留用。將植物油、黃酒、低鈉鹽、生薑片、蔥段、香菇、黑木耳放入砂鍋中，加泡發香菇、黑木耳的水和高湯，用大火煮沸，撇去浮沫，改用小火慢燉至香菇、黑木耳入味，揀去生薑片、蔥段，加入胡椒粉調味即成。佐餐食用。具有滋補潤燥、滑腸通便、活血止血的功效。

(3)取水發黑木耳、豬肉絲、韭黃各50克，鍋巴150克，鮮湯200克，低鈉鹽2克，醬油5克，太白粉15克，植物油500克（實耗約50克）。將水發黑木耳去雜質洗淨，瀝乾水分。韭黃洗淨，切成3公分長的小段。鍋巴掰成小塊。炒鍋上火，放少許油燒熱，下肉絲煸炒，放入黑木耳，加入高湯、醬油、低鈉鹽燒沸，用太白粉勾芡，加入韭黃段，炒勻，出鍋裝入湯碗中。將鍋巴投入八分熱的油鍋中炸酥，迅速倒入漏勺中瀝油，裝入湯盤中。上桌時將湯汁倒在鍋巴上，發出嚓嚓聲即成。佐餐食用。具有滋補潤燥、滑腸通便、活血止血的功效。

**小叮嚀**

凡是可以影響人體正常新陳代謝的生理功能、生化功能的物質，包括化學的、物理的、生物的，都可成為人體的毒物。飲食及日常生活接觸的一切有害物質，例如重金屬、農藥、化工製品、化學藥物、被污染的水等，便是外來的毒。

**妙招 6**

# 妙用蘑菇可排毒

蘑菇，又名肉蕈，有雞足蘑菇、蘑菇蕈等異名，為黑傘科植物蘑菇的子實體菌蓋及柄。蘑菇約有600多種，中國種植品種佔有一半以上，馳名中外的有口蘑、草蘑、白蘑、花臉蘑、真蘑等。蘑菇肉質肥腴，清香味美，或炒食，或做湯羹，均鮮嫩爽口，被譽為「大自然的植物肉」。

**排毒妙用**

中醫認為，蘑菇性平味甘，入腸、胃、肺經，有益腸胃、化痰、理氣等功效。《醫學入門》記載，蘑菇「悅神，開胃」。《生生編》中記載，蘑菇「益腸胃，化痰，理氣」。

現代研究證實，蘑菇所含膳食纖維相當高，具有很好的降脂作用，同時兼有降壓、降糖以及減肥等特殊作用。蘑菇提取液對治療病毒性肝炎、白血球減少症均有明顯療效，還具有抗病毒、抗癌作用。蘑菇富含亞油酸，可改善心、腦及微循環供應，可以預防動脈血管硬化及肝硬化。因此，常食蘑菇有增強人體的抵抗力，清除體內垃圾及毒素，預防人體各種皮膚、黏膜發炎和微血管破裂的作用。

**排毒食譜**

(1)取嫩苜蓿250克，鮮蘑菇100克，嫩豆腐500克，筍片25克，低鈉鹽3克，素高湯1,500克，黃酒、醬油、麻油各適量。將嫩豆腐放入盆中，加入黃酒，上籠用大火蒸40分鐘取出，去掉邊皮，切成1.5公分見方的小塊，沸水汆後，用漏勺撈出。鮮蘑菇放入沸水鍋中汆1分鐘，撈出，用清水過涼，切成片。取砂鍋1個，放入豆腐、筍片、低鈉鹽，加素高湯浸沒，上中火燒沸後轉用小火燉約10分鐘，放入蘑菇片和洗淨擇好的嫩苜蓿，加入醬油，稍煮1～2分鐘，淋上麻油即成。具有清熱利尿、通利大便、降脂減肥、排毒防癌的功效。對伴有血脂異常、單純性肥胖、糖尿病者尤為適宜。

(2)取冬筍100克，鮮蘑菇75克，水發香菇50克，金針菇100克，低鈉鹽1.5克，黃酒10克，太白粉10克，麻油10克，植物油500克（實耗約50克），素高湯、蔥花、生薑末各適量。將冬筍剝去外殼，去老根，削皮洗淨，切成斜刀片，用開水燙一下。蘑菇、香菇去蒂，洗淨切成片。金針菇洗淨切成段。炒鍋上火，放油燒至六分熱，下蘑菇、香菇、冬筍片過油，倒入漏勺瀝油。炒鍋重新上火，放油25克，燒熱後下蔥花、生薑末熗鍋，放入金針菇略煸，再放入過油後的蘑菇、香菇、冬筍，烹入黃酒，加低鈉鹽、素高湯燒沸，用太白粉勾芡，淋上麻油即成。具有清熱化痰、利水消腫、潤腸通便、降脂減肥的功效。常吃可刮油去脂毒，補充纖維素，促進腸蠕動，消除積食，清除糞毒，排毒養顏減肥，透疹解毒。對患有單純性肥胖症、血脂異常、血液黏稠度高、習慣性便祕者尤為適宜。

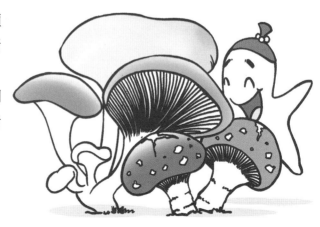

**小叮嚀**

　　凡是能引起人體中毒反應者均可稱之為毒害反應。毒害反應按其輕、重、緩、急可分為以下三種：一是急性中毒反應，如發熱、嘔吐、腹痛、腹瀉、休克、昏厥等症狀；二是慢性中毒反應，因為有些毒物的劑量小，需要有個累積過程，到了一定時間才會發病，病程較長；三是亞急性中毒反應，介於急性中毒反應和慢性中毒反應之間者稱為亞急性中毒反應。「三致」（致癌、致畸、致變）物質，對人體的作用有遠期效應，也屬於慢性中毒。因此，就有了狹義中毒和廣義中毒之分。

# 妙用香菇可排毒

妙招 7

　　香菇，即香蕈，又名香信、香菌、香菰、冬菇等，為傘菌科植物香蕈的子實體。香菇營養豐富，味道鮮美，自古就有「蘑菇皇后」的美譽。主要產於台灣、浙江、福建、江西、安徽、廣西、廣東等地。

**排毒妙用**

　　中醫認為，香菇性平，味甘，無毒，入胃、肝二經，有益氣補虛，健脾胃、托痘疹等功效。《日用本草》記載，香菇「益氣，不饑，治風破血」。《本經逢原》稱，香菇「大益胃氣」。

　　臨床研究發現，高血脂症、動脈粥樣硬化症、糖尿病、高血壓病者每天服香蕈有效成分香蕈太生150～180毫克，15週後，其三酸甘油、磷脂、總脂質及非酯型脂肪酸均有所下降，停藥後血中脂質稍有上升，再給藥又可下降，而對肝功能則無任何影響。

　　香菇中的菸酸可以促進胃腸蠕動，加速新陳代謝，使體內的毒素更快地排出。香菇中含有的多種胺基酸是人類健康的基本物質，也

是人體排毒的良藥。香菇中還含有香菇嘌呤等核酸類物質，對體內的「脂毒」——膽固醇有溶解作用，可降低動物血清和肝臟膽固醇含量，防止動脈壁脂質沉積和動脈粥樣硬化斑塊的形成，有效地促使體內過多的膽固醇溶解並排出體外。同時，香菇含有豐富的纖維素，能促進腸胃蠕動，不僅可減少腸道對膽固醇的吸收，而且可防止便祕，是絕妙的保健佳蔬。

香菇還含有一種黑色的「香菇素」，可以使位於腦幹部位的自主神經安寧，並可加強心臟、肝臟的生理功能，促進新陳代謝，排泄體內廢物及毒素，還可使甲狀腺、前列腺等腺體的功能增強。

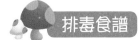 排毒食譜

(1)取新鮮香菇25克，豬瘦肉30克，麵粉30克，蔥花、生薑末各3克，低鈉鹽、麻油各適量。將豬肉洗淨切絲，香菇洗淨撕碎。炒鍋置火上，倒入麻油少許，至油熱，放入生薑、蔥爆炒，再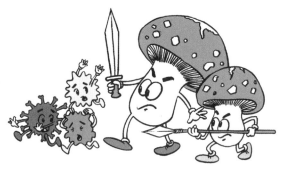倒入肉絲翻炒，肉將熟時倒入香菇略炒一下，加入熱水適量，煮沸；然後將麵粉加水和成麵糰，擀成麵片，切成小塊，下入肉絲香菇湯中，煮至麵熟，加入低鈉鹽調味即成。早晚餐食用。具有健脾開胃、滋陰潤燥、抗衰老、防癌抗癌、抗病毒的功效。常吃可清除、排出體內垃圾與毒素。對患有高血壓病、血脂異常、病毒性肝炎者尤為適宜。

(2)取冬瓜500克，豬瘦肉50克，香菇15克，黑木耳10克，植物油、蔥、生薑、蒜、低鈉鹽、胡椒粉、太白粉、麻油、黃酒、高湯各適量。將冬瓜洗淨，刮去外皮，掏淨瓜瓤，洗淨瀝乾，切成2公分厚的長條塊，放入開水鍋煮5分鐘，撈出瀝水。再將蔥切段。瘦肉、香菇、黑木耳分別切成絲。炒鍋上火，倒油燒熱後放入冬瓜條，炸至金黃色，撈出。鍋留底

油，油熱後下生薑片、蒜片，爆香，再下瘦肉、香菇、黑木耳翻炒一下，加黃酒、高湯、低鈉鹽、蔥段，然後用太白粉勾芡，撒入胡椒粉，淋上麻油即成。具有清熱解毒、利尿消腫、祛濕解暑、降壓減肥的功效。常吃可減肥美容，阻止脂毒在體內堆積，排毒去尿毒，消除皮膚熱毒之症。對伴有腎炎、水腫、腳氣、暑熱症、糖尿病、單純性肥胖症、皮膚感染者尤為適宜。

**小叮嚀**

　　狹義中毒一般是指急性中毒反應，即臨床上很短時間便出現中毒表現；而廣義中毒，即謂慢性中毒，是指一些微量的毒物，蓄積到一定程度後才出現的不良反應和種種不適症狀，甚至是在十幾年、幾十年之後才出現中毒反應。在環境污染日趨嚴重的今天，這種廣義中毒更具有現實意義，它涉及到子孫幾代人的危害。

**妙招 8**

# 妙用金針菇可排毒

　　金針菇，又稱金菇、冬菇，異名樸菇、構菌，為一種菌體細長叢生簇狀的食用菌。金針菇因其色澤亮麗，質地脆嫩，鮮滑爽口，味道奇美而博得人們的特別喜愛。金針菇吃法很多，適宜於炒、燒、燴、燜、釀、涮，也可做湯或製作飲料；在各色菜餚中，既可做主料，也能葷、素搭配食用。

**排毒妙用**

　　現代研究證實，金針菇含有大量的膳食纖維，可以促進腸道蠕動，讓毒素順暢的從腸道中排出，而且可以吸附膽酸，降低膽固醇。

金針菇所含有的精氨酸酶則有利於防治肝臟疾病和胃潰瘍，能有效地促使肝臟和胃生成排毒的酶。健康人多吃金針菇，能有效地增強機體的免疫力和排毒能力，促進體內新陳代謝，有利於食物中各種營養的吸收和利用。從金針菇中提取出的樸菇素能有效地抑制腫瘤細胞的生長，具有明顯的抗癌防癌作用。

## 排毒食譜

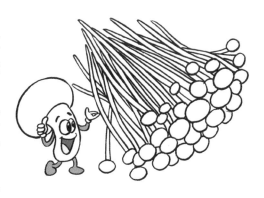

(1)取鮮金針菇250克，精白麵粉500克，冬筍絲50克，綠豆芽、豬肉各100克，黃酒、低鈉鹽、醬油、麻油、鮮湯、蔥花、生薑末各適量。將金針菇、綠豆芽洗淨，去根。豬肉切成絲。炒鍋上中火，放油燒熱，下蔥花、生薑末熗鍋，加入金針菇、冬筍絲、綠豆芽、豬肉絲翻炒幾下，烹入黃酒，放入醬油、低鈉鹽，淋入高湯適量，翻炒片刻盛入盤中，做成捲餅餡。麵粉加水和成軟麵糰，擀成厚約0.2公分的圓形薄片。將圓形薄片平鋪在籠上，一張壓一張，蓋上鍋蓋，大火蒸5分鐘，即成薄餅。食用時，從鍋內揭一張薄餅，捲入捲餅餡即成。具有健腦益智、強身降脂、防癌抗衰的功效。常吃可防治肝臟疾病和胃腸道炎症、潰瘍病，清除重金屬中毒，增強免疫力。

(2)取金針菇250克，冬筍100克，黃瓜50克，生薑絲、低鈉鹽、蔥花、花椒油各適量。將金針菇去根洗淨，切成3公分長的條。冬筍、黃瓜均切成長條。將金針菇條、黃瓜條、冬筍條分別入沸水鍋中汆熟撈出，擠去水，放蔥花、生薑絲、低鈉鹽、花椒油拌勻即成。具有健腦益智、強身降脂、防癌抗衰的功效。

按毒物的形態分類可分為：

(1)固態毒物：各種有毒中草藥、西藥、中成藥、裝飾材料、塑膠製品等。

(2)液態毒物：不合格飲用水、生活污水、含致病菌和寄生蟲的水、含殺蟲劑和農藥的工業污水、含有害有毒化學品的洗滌劑等。

(3)氣態毒物：如一氧化碳、二氧化硫、鉛、臭氧、光化學煙霧、甲醛、苯、汽車廢氣以及各種放射線等。

# 妙用蘆薈可排毒

蘆薈為百合科、蘆薈屬植物。雖然蘆薈屬植物種類繁多，但載入我國藥典的只有3種。蘆薈及其製品已經在醫藥、美容、保健食品，以及染料、冶金、農藥、畜牧等工農業領域被研究應用。

## 排毒妙用

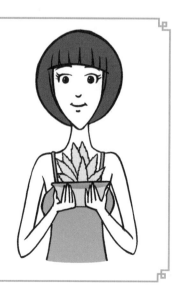

蘆薈的解毒作用早在古時就為人們所了解。宋代《開寶本草》中提到「蘆薈能解巴豆毒」，其解毒的機理可能因蘆薈是以鹼性成分為主，能與病菌產生的酸性毒素相中和。

蘆薈是抗菌性很強的物質，能殺滅真菌、黴菌、細菌、病毒等，抑制和消滅病原體的發育繁殖，蘆薈抗菌殺菌的病菌類有：白喉菌、破傷風菌、肺炎菌、乳酸菌、痢疾菌、大腸菌、黑死病菌、霍亂菌以及引發中

耳炎、膀胱炎、化膿症、麻疹、狂犬病、小兒麻痺、流行性腦炎等疾病的病菌。

蘆薈素A、創傷激素和聚糖肽甘露等具有抗病毒感染，促進傷口癒合復元的作用，有消炎殺菌、吸熱消腫、軟化皮膚、保持細胞活力的功能，凝膠多糖與癒傷酸聯合還具有癒合創傷活性，因此，它是一種治療外傷（出血性和不出血性外傷）不留傷痕的理想藥品。

蘆薈中的多糖類物質具有提高免疫力和抑制、破壞異常細胞生長的作用，從而達到抗癌防癌目的。蘆薈素A具有強烈的生理活性，具有抗癌毒作用，能提高人體的抗癌免疫能力，增加NK細胞，殺死生物內的癌細胞。

蘆薈本身無毒、無害、無副作用，不會產生抗體。蘆薈中多糖類物質具有分解生物體內有害物質的作用，還能消除生物體外部侵入的毒素。放射線或核放射能治療癌症過程中會引起的燒傷性皮膚潰瘍，用蘆薈治療不僅有解毒、消炎、再生新細胞的作用，還能增加因放射治療而減少的白血球。

蘆薈為瀉劑，其瀉下作用頗強，這種功能已被國內外作為排糞毒、治療便祕的首選藥物，即使多麼嚴重的便祕，也能使你在8～12小時內就能通便。這是因為適當劑量的蘆薈可增進小腸液的分泌，並增加脂肪酶的活動，刺激大腸自主神經的緣故。

**由於蘆薈可瀉下排毒，所以對病毒性皮膚病也有較好療效。蘆薈具有較強的殺菌、殺病毒的能力，能提高機體的免疫力。**同時還能促進上皮細胞的再生，所以在治療病毒性皮膚病有效。

蘆薈的另一個功效是它對整個消化系統的鎮定和淨化作用。它能消除胃部炎症，尤其是胃潰瘍。研究還證實，蘆薈能抑制葡萄球菌和大腸桿菌的生長，並能促進良好消化所必須的良性乳酸桿菌的生長。蘆薈汁有利於大腸排毒，減少胃腸內氣體，並減輕對消化系統的刺激。

脾胃虛寒，食少便溏者慎用蘆薈。極少數人對蘆薈過敏，應停用。

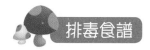 **排毒食譜**

(1)取蘆薈葉1克，綠茶3克。將以上2味直接用沸水沖，加蓋悶5分鐘即成。代茶頻飲，可連續沖泡3～5次。具有瀉下排毒、通便殺菌、美容、抗過敏、抗病毒的功效。常吃可防治習慣性便祕，對抗病毒性皮膚病、帶狀皰疹等疾病。

(2)取生花生500克，蘆薈20克，甜椒片、香菜、低鈉鹽各適量。剔除黴變、發芽的花生，洗淨，放入清水用小火煨至熟爛，加鹽調味，倒去花生汁水，裝盤。取出蘆薈葉肉20克，煮燒後取出，切成丁塊，鋪擺在花生上。紅色甜椒切成菱形片組成樹葉，菱形尖端對準圓心，周邊擺放香菜綠葉。具有瀉下排毒、通便殺菌、美容、抗過敏、抗病毒的功效。

(3)取白蘿蔔60克，新鮮蘆薈葉40克，海苔、麻油、醬油、低鈉鹽各適量。將3公分的新鮮蘆薈葉仔細洗淨，去刺擦成泥；再將白蘿蔔洗淨後擦成泥，絞榨後把蘆薈泥鋪在蘿蔔泥上，撒上海苔、低鈉鹽淋上醬油、麻油就可食用。具有瀉下排毒、通便殺菌、美容、抗過敏、抗病毒的功效。

(4)取新鮮蘆薈葉40克，海蜇皮20克，小黃瓜40克，麻油、醋、醬油、低鈉鹽各適量。將蘆薈葉用開水燙過，切成可看到果凍的圓形；用水將海蜇皮的鹽分去除，黃瓜切成絲。再將上述材料擺放盤中，淋上調有麻油的低鈉鹽、醬油、醋，即可食用。具有瀉下排毒、通便殺菌、美容、抗過敏、抗病毒的功效。

**小叮嚀**

毒物按毒性大小程度可分為劇毒、中等毒、微毒。按實驗動物的急性毒性又可分為劇毒、高毒、中等毒、低毒、實驗無毒、基本無毒。

# 妙用魔芋（蒟蒻）可排毒

魔芋，又稱（蒟蒻）、（蛇六谷），俗稱黑芋頭，為天南星科多年生草本植物魔芋的塊莖。食用魔芋製品是中國南方人早有的習慣，單就四川來說，以魔芋塊莖加工製成的魔芋豆腐、黑豆腐等多種菜餚，別有一番風味，幾乎家喻戶曉。魔芋還可加工成糕、絲、片等各種食品，並可釀酒。如今，在香港，人們把魔芋豆腐視作一種名菜佳餚；筆者在香港曾品嚐過魔芋製作的魚翅，幾乎達到了以假亂真的地步。

## 排毒妙用

中醫認為，魔芋性寒、味辛，有小毒，功能有化痰散積、行瘀消腫、排毒攻毒等，主要適用於單純性肥胖症、脂肪肝、血脂異常、糖尿病、習慣性便祕等疾病。魔芋因具有奇特的保健功效，日益引起人們的注意，被稱為「排毒魔力食品」。早在西漢時期的《神農本草經》就首次確認魔芋是治病的藥物，後在元、明、清各代均有魔芋入藥及荒年充饑的記載。

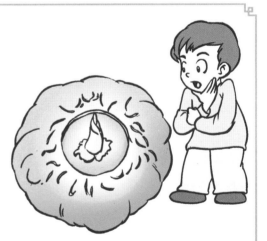

現代研究證實，魔芋所含葡萄糖甘露聚糖是一種半纖維素，吸水性極強，吸液溶漲後可使體積增加50～80倍，形成體積很大的凝膠纖維狀結構，提高了食物的黏滯度，延緩了胃排空和食物在腸道內的消化和吸收，不僅可有效降低餐後血糖，並有降脂作用。實驗證實，魔芋精粉具有清除血毒、排去脂毒、瘦身減肥、降低膽固醇和抗脂肪肝的作用，其作用可能與膽固醇經肝臟代謝後，部分轉變成膽酸，膽酸

排入腸道後，被魔芋多糖吸附，使膽酸再循環入肝的量減少有關。體外試驗也發現，魔芋精粉具有明顯降低血清和肝組織膽固醇含量以及防治脂肪肝、肥胖症的作用。

魔芋有小毒，就魔芋全株而言，以根頭毒性最大，所以需經化學方法加工或用石灰水漂煮後，再烹調菜餚或製成食品，一般情況下，不宜多食。切勿服魔芋渣及去毒不徹底的魔芋，以免中毒。

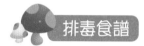 排毒食譜

(1)取魔芋精粉2克，粟米50克。將粟米淘洗乾淨，放入砂鍋，加足量水，大火煮沸後，改用小火煮成稀粥，粥將成時，調入魔芋精粉充分拌和均勻，繼續用小火煮15分鐘即成。早晚分食。具有清熱利尿、通利大便、降脂減肥、排毒防癌的功效。常吃可補充膳食纖維，防止便祕，排除糞毒。對伴有血脂異常、單純性肥胖、糖尿病者尤為適宜。

(2)取魔芋精粉5克，麵粉150克，紅豆50克，鮮酵母5克。將紅豆煮熟備用。麵粉加鮮酵母和溫水和成稀麵糊，靜置。待發酵後，加入魔芋粉和成軟麵糰發好。蒸鍋內加水燒開，鋪上雁布，放入麵糰1/3，用手蘸清水輕輕拍平。將煮熟的紅豆撒上1/2鋪平，再放入剩餘麵糰的1/2拍平，將餘下的熟紅豆放入，鋪平，最後將麵糰全部放入，拍平。大火蒸15分鐘，切成10塊。當主食食用。具有清熱利尿、通利大便、降脂減肥、排毒防癌的功效。

(3)取魔芋乾片500克，米250克。將魔芋乾片和米浸在水中，勤換水以清除殘毒，待發漲後，再用石磨磨成漿，放入鍋內煮熟，鏟起放入笸籮，厚度不超過3公分。待晾後，用刀切成塊狀，置水中浸泡數天，並常換水，待水沒有怪味時即成。佐餐食用。具有清熱利尿、解毒消腫、寬腸通便的功效。

**小叮嚀**

按毒物的性質分類可分為：

(1)化學的毒：有害有毒氣體、有害元素（鉛、汞、砷）、氰化物、持久有機物、蘇丹紅、苯並芘等。

(2)物理的毒：振動、雜訊、電磁波、微波、放射線、高溫、嚴寒等。

(3)生物的毒：細菌、病毒、真菌等。各種病原微生物，帶病的寵物、畜禽，人畜共患的寄生蟲等。

**妙招 11**

# 妙用玉米可排毒

玉米，即玉蜀黍，俗稱玉高粱、包穀、苞米等，為禾本科一年生草本植物玉蜀黍的種子。子粒供食用，以苞大，苞子晶亮、飽滿、質糯者為優。

## 排毒妙用

中醫認為，玉米性平、味甘，歸屬脾、胃、腎經，有健脾調中、開胃利膽、利濕降濁等功效。《醫林纂要》中記載，玉蜀黍「甘，淡，微寒，益肺寧心」。《本草推陳》說，玉米為健胃劑。煎服亦有利尿之功。

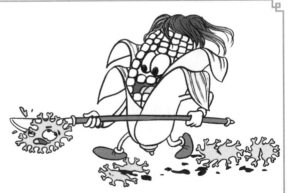

現代研究證實，玉米不僅有較好的降血糖、降血壓作用，而且還有較好的降血脂效果。玉米油是一種富含多不飽和脂肪酸的油脂，

是一種膽固醇吸收抑制劑。對年齡較輕而血漿膽固醇濃度已較高的人來說，玉米油降低血漿膽固醇的效果及預防冠心病的效果均較好，而對65歲以上的冠心病患者預防復發的效果較差。長期食用玉米油，可清除「脂毒」，降低血中膽固醇並軟化動脈血管。凡長期食用玉米油的，伴隨血中膽固醇的下降，其臨床症狀均有顯著改善。以玉米為主食的地區，居民平均血膽固醇含量和冠心病發病率均較低，這可能與玉米等穀類中含有較高的纖維素有關。按比例地經常吃玉米一類粗糧、雜糧，便可有效地防治肥胖病、糖尿病、血脂異常、高血黏度等「富貴病」，減少「蛋白質中毒」、「脂肪中毒」對身體的毒害。

## 排毒食譜

(1)取鮮玉米100克，牛奶250CC，低鈉鹽1克。鮮嫩玉米洗淨後剝粒，搗爛成泥糊狀入鍋中，加水適量煮30分鐘，過濾取汁，加入牛奶、低鈉鹽，再煮至將沸時，離火即成。早晚分飲。具有消脂通便、利濕降壓、防癌抗癌的功效。常吃可補充纖維素，促使胃腸蠕動，縮短食物殘渣及「吃出來的毒」在腸內停留的時間，防止癌症及「富貴病」發生。

(2)取胡蘿蔔200克，玉米、毛豆、蝦仁、黑木耳各100克，黃酒、澱粉、植物油各適量。將胡蘿蔔切丁。蝦仁洗淨，加黃酒、澱粉拌勻，備用。在鍋內將胡蘿蔔丁、毛豆、玉米、黑木耳等加水煮熟後盛出。炒鍋上火，放油燒熱，投入蝦仁炒至八分熟，將煮熟的胡蘿蔔等倒入，翻炒兩下即成。佐餐食用。具有健脾養胃、明目潤燥、排毒養顏、防癌抗癌的功效。常吃可增強機體防癌抗癌免疫力，排去菸毒，減少肺癌、口腔癌發病率，保護眼睛、增強視力和呼吸道抵抗力，降低血液中汞離子濃度，加速體內汞離子排出。

(3)取罐頭玉米200克，海參10克，鮮豌豆、水發口蘑、冬筍各15克，雞湯、蔥薑汁、低鈉鹽、白糖、黃酒、太白粉、雞油各適量。將水發口蘑洗淨，海參水發後去腸，洗淨，用開水氽一下過涼水。將口蘑、海參、冬筍均切成小丁。鮮豌豆洗淨，下沸水鍋氽一下，用涼水過涼。鍋內放入雞

湯、罐頭玉米攪勻，下入蔥汁、口蘑丁、海參丁、冬筍丁及鮮豌豆，稍煮入味後放入低鈉鹽、黃酒、白糖，開鍋後撇去浮沫，用太白粉勾薄茨，淋入雞油，倒入大碗中即成。佐餐食用。具有消脂通便、利濕降壓、防癌抗癌的功效。

## 小叮嚀

外來毒包括：①透過呼吸道吸引的，如流感病毒、SARS病毒、結核菌、有毒有害氣體等；②透過皮膚滲入的，如紫外線、放射線、電磁波及苯、砷、有機磷化合物透過皮膚吸收等；③透過胃腸道攝入的，有藥物中毒、不潔食品引起的食物中毒、黴變燻烤食品引起的中毒、汞中毒、地方性飲水中毒等；④透過耳膜傳入中樞神經系統的，如分貝過高的噪音等；⑤透過眼睛射入的光污染，如紫外線等。

## 妙招 12

# 妙用麥麩可排毒

麥麩，俗稱麩皮，為麥加工時脫下的麩皮。麥麩原植物麥為禾本科一年生或二年生草本，栽培的種類甚多，有小麥、大麥、燕麥、黑麥等，尤以小麥、大麥栽培最普遍。

## 排毒妙用

中醫認為，麥麩性涼、味甘，無毒，歸心、脾、腎經，有養心益腎、健脾和血、清熱調中等功效，可「除心煩，止消渴」。李時珍在《本草綱目》中說，麥麩可治「撲損傷折瘀血」，並能「益氣除煩」。

現代研究證實，人體長時期的缺鉻和含鉀偏低以及含鎘偏高，是誘發肥胖症、動脈粥樣硬化、高血壓病和高脂血症等「脂毒」類疾病

的主要因素之一。固定在膳食中使用麩皮（即麥麩）類食品，可有效地遏制以上病症的發生發展，對於已患有上述病症的患者來說，可明顯改善臨床症狀，有的甚至可使病症向好的方向轉化，並達到較好的康復狀態。

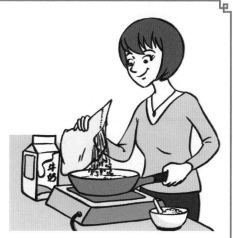

麥麩是一種高纖維食物，飲食中增加高纖維食物，將增加胃腸的蠕動，可使脂肪及氮排泄增加，改善大便習慣，並增加排便量。攝入高纖維食物，能增加糞便中膽固醇的排出，而人體內膽固醇的主要分解代謝過程是透過糞便排除的，所以可使血清膽固醇下降，減慢動脈粥樣硬化的形成。食用多種不同的纖維食物，即使係高脂肪飲食，也能減少動脈粥樣硬化的形成。

目前，針對「富貴病」向人們直逼而來的嚴重狀況，對所有的人來說，定期、適量補充麥麩類食品是十分必要的，尤其是患有肥胖症、高血脂症、動脈粥樣硬化病、冠心病、高血壓病等「脂毒病」的人，更應保持每日服食麥麩、麥片及其製品所配伍的食療藥膳，以期緩解病情，標本兼治，達到康復痊癒的目的。

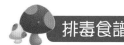 排毒食譜

(1)取麥麩30克，紅棗10枚。將麥麩揀雜，放入鐵鍋，微火翻炒出香，趁熱研成粗末，一分為二，放入棉紙袋中，封口掛線，備用。將紅棗洗淨，放入碗中，加入麥麩袋，沖入開水，代茶飲用。可補充膳食纖維及維生素$B_2$，促進腸管蠕動，改善便祕，排除糞毒，抑制癌細胞繁殖，防止消化道腫瘤發生。

(2)取麥麩100克，牛奶300CC，白糖100克，牛油10克，低鈉鹽適量。把麥麩放入鍋內，加水泡30分鐘，然後用猛火燒開，下入牛奶煮

10分鐘，再下入白糖、牛油、低鈉鹽，煮到麥麩熟爛、稀稠適當即可食用。具有補氣養血，斂汗止泄的功效。

**小叮嚀**

　　內生毒，就是代謝過程中產生的毒。包括：①代謝毒，如自由基的雙重性、腸毒、脂毒，血毒等；②轉化毒，營養元素過多或過少轉化而來的毒。

# 妙用米糠可排毒

妙招
13

　　米糠，俗稱米皮糠、皮糠、杵頭糠，為禾本科一年生草本植物稻的種皮，有穀白皮的稱謂。對於米糠的營養和藥用價值，在中醫著作中早有記載，認為米糠性平，味甘辛，無毒，功專通腸、開胃、下氣、磨積塊，主卒噎，治噎膈、腳氣。

## 排毒妙用

　　米糠纖維能吸收有害物質，比已知的吸收毒物較強的牛蒡、海帶芽等其他8種食物好。另外，因為人體缺乏消化米糠的酶，不可能將米糠消化吸收，因此，米糠只能從腸道排出體外，因而吸附在米糠纖維上的有害物質也隨糞便排出體外，避免了有害物質對消化道的致癌作用。

　　研究發現，稻米含有一些天然物質能抑制癌細胞繁殖並使腫瘤縮小。尤其是糙米中含有較多的抗癌物質，如植酸、酚、硒、維生素E等。植酸的抗癌作用是透過與鐵或鉛的結合而使細胞免受氧化，進而

對癌具有抑制作用。糙米及米糠中含有的酚、硒等成分能防止細胞發生氧化從而抑制癌變。其中硒與具有相同抗氧化作用的維生素E共同作用，其效果會成倍增加。糙米中就含有豐富的維生素E，所以抗癌效果更明顯。

為防止消化道腫瘤的發生，腫瘤患者及正常人都以吃糙米及粗糧為好。稻穀在碾米加工時不宜過於精白，以保存具有排毒作用的米糠；淘米時也不宜反覆搓揉，以免損失過多的食物纖維和維生素B群。

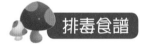 排毒食譜

(1)取米糠30克，米100克，糯米50克，紅糖20克。將米糠曬乾或烘乾，研成極細粉末；米、糯米淘洗淨後入鍋，加水適量，大火煮沸後改用小火煮，粥呈黏稠狀時調入米糠粉，加紅糖邊調邊攪，拌和均勻即成。早晚餐分食。本品可補充膳食纖維及維生素$B_2$，促進腸管蠕

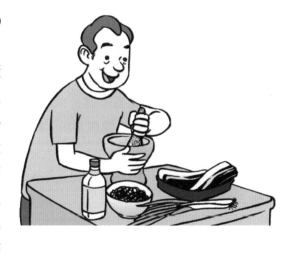

動，改善便祕，排除糞毒，抑制癌細胞繁殖，防止消化道腫瘤發生。

(2)取米糠30克，黑芝麻30克，藕粉60克，白糖30克。將米糠與揀淨的黑芝麻同入鍋中，微火翻炒至香，趁熱研成極細末，放入較大碗中，加藕粉，用適量冷開水調勻，加白糖及清水，拌勻，置於冷水鍋中，隔水加熱，至沸騰過程中將其調成亮糊狀稠羹即成。具有排毒抗癌的功效。

**小叮嚀**

　　空氣主要污染源有三種：①生活污染源，②工業污染源，③交通污染源。空氣中的主要污染物質是一氧化碳、碳氫化合物、二氧化硫、鉛、臭氧、各種懸浮顆粒物，可以經過呼吸道進入人體。空氣中的毒素還包括SARS病毒、結核菌、流感病毒等生物毒之類的外來毒，它們可以從呼吸道被吸入人體。

# 妙用番薯可排毒

妙招
14

　　番薯的學名叫甘薯，俗稱山芋、地瓜、紅薯、白薯、紅苕等，為旋花科一年生或多年生草本植物甘薯的塊根。番薯被公認為是價廉味美、糧菜兼用、老少皆宜的健身長壽食品。番薯不僅生吃脆嫩可口，熟食軟甜宜人，而且還可製成澱粉、粉條、麥芽糖、食醋、白酒等。

**排毒妙用**

　　對於番薯的保健藥用價值，著名醫學家李時珍將番薯列為長壽食品。《本草綱目》中就提到，它具有「補虛乏、益氣力、健脾胃、強腎陰」功效。

　　番薯為高纖維素食物，且含有較多澱粉，吃了以後能在腸內大量吸收水分、增加糞便體積，刺激腸道蠕動，縮短大便在腸道裡的停留時間，對結腸癌、直腸癌等癌症的防治有顯著功效。**實驗研究證實，維生素A可以有效地防止化學致癌物的致癌作用，對大腸癌也具有阻斷作用**。在番薯中能轉化為維生素A的胡蘿蔔素，其含量在塊根類食物中名列前茅，除稍低於胡蘿蔔外，比馬鈴薯、山藥、芋頭要高50～100倍，$\beta$-胡蘿蔔素可抑制癌細胞的繁殖，延緩癌細胞的惡化。番薯

的黃色越濃，β-胡蘿蔔素的含量越大，紅皮番薯的含量是其他種類的5倍。

　　番薯裡含有一種叫「氣化酶」的成分，生吃或一次食入較多時，會產生胃脹甚至出現泛酸、噯氣多等現象。食用時應採用蒸熟煮透的方法，將氣化酶盡量地破壞；或者將洗淨的番薯切片或切塊後放在淡鹽水中，浸泡15～30分鐘，撈出洗淨後再蒸煮食用。此外，有黑斑的番薯不宜食用。

## 排毒食譜

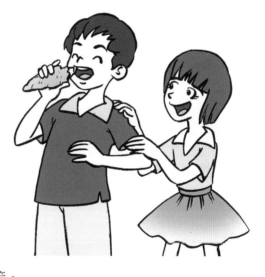

　　(1)取番薯100克，粟米75克，米125克。將粟米、米淘洗乾淨。番薯去皮洗淨，切成方塊。將粟米、米放入鍋內，倒入適量清水，用大火煮沸，改用小火燜至八分熟，加入番薯塊，燜至香熟即成。當主食食用。具有益氣補中、和血生津、健脾胃、通便的功效。常吃可補充高纖維素，潤腸通便，排去糞毒，刺激腸道蠕動，防治結腸癌、直腸癌等。

　　(2)取番薯粉500克，香蔥20克，植物油25克，低鈉鹽適量。將番薯粉放入盆內，加入低鈉鹽、適量清水，調勻成稀糊狀。香蔥洗淨，切成細末。將平底鍋燒熱，滴上數滴植物油，抹光滑，倒入番薯糊，立即晃鍋，使麵糊沾滿鍋底，撒上蔥花，用小火慢慢烙至兩面香脆、然後鏟起裝盤即成。當主食食用。具有益氣補中、和血生津、健脾胃、通便的功效。

**小叮嚀**

　　隨著工業的發展，許多地方的水源難保清淨，雖然經過處理，但仍會有汙物殘留在其中，在儲備、輸送過程中還會產生新的污染。各種無機有毒物質、有機有毒物質、需氧污染物質、植物營養素、放射性物質以及病源微生物等，也會隨著飲用水污染傷害著我們的身體。水質的好壞與人們的健康長壽有著密切的關係。當被化學毒物污染的水被人體飲用後，能引起急、慢性中毒。長期飲用被氰化物污染的地面水，會出現頭痛、頭暈、心悸等神經細胞退行性變化的中毒症狀。如果水質被砷、鉻、鎳、苯、胺、苯並芘及其他多環芳烴等污染，長期飲用含有這類物質的水，就可能誘發癌症。如果水質被病源微生物污染，就有可能引起痢疾、傷寒、霍亂、傳染性肝炎、蛔蟲病、血吸蟲病、阿米巴痢疾等疾病。

妙招
**15**

# 妙用薏仁可排毒

　　薏仁又稱苡仁、薏苡仁、苡米、米仁，為禾本科一年或多年生草本植物薏苡的種仁。

**排毒妙用**

　　中醫認為，薏苡仁性涼，味甘、淡，具有利水滲濕、健脾除痹、清熱排膿、助運止瀉等功效。《神農本草經》中將其列為上品。唐代著名食醫咎殷在《食醫心鏡》中說：「薏苡仁粥治久風濕痹，補正氣，利腸胃，消水腫，除胸中邪氣，治筋脈拘攣，薏苡仁為末，同米煮粥，日日食之，良。」

　　現代研究證實，薏苡仁有明顯的防癌抗癌、排解癌毒功效，薏苡仁酒精提取物在動物實驗中有抗癌毒作用，薏苡仁酯被認為是抗癌的有效成分。故中醫臨床常用薏苡仁煮粥常食，作為防治胃癌、腸癌、子宮頸癌的輔助治療方法。**薏苡仁可以促進體內血液和水分的新陳代**

謝，有利尿、消水腫等作用，並可幫助排便，所以可以幫助減輕體重。薏苡仁同時還具有排毒養顏的作用，能使皮膚光滑，減少皺紋，有消除色素斑點的功效，長期飲用，美白的同時能治療褐斑、雀斑、面皰，使斑點消失並滋潤肌膚。對面部粉刺及皮膚粗糙也有明顯的作用，同時還對紫外線有吸收能力，其提煉物加入化妝品中還可達到防曬和防紫外線的效果。

## 排毒食譜

(1)取黃豆芽200克，豬血100克，薏苡仁30克，紅糖30克。將黃豆芽用冷水浸泡片刻，去根鬚洗淨，入鍋，加水適量，煎煮1小時，撈出豆芽，切碎，加煎汁研磨成豆芽糊；豬血先入鍋，加水煮沸，將豬血切成1公分見方的小塊，與淘

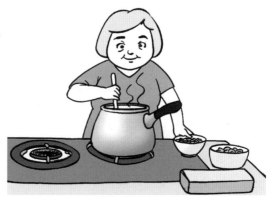

洗乾淨的薏苡仁同入砂鍋，小火煮至黏稠狀，加紅糖，調入豆芽糊，拌勻後繼續煮至沸。佐餐食用。具有益氣補中、消除疲勞、利尿解毒、防癌抗癌的功效。常吃可減少體內乳酸堆積，誘生干擾素，增強人體抗病毒、抗腫瘤能力，有利於從尿中排毒，並可抑制食物中的毒素，減輕癌症病人放化療引起的多種毒副作用。

(2)取玉米50克，紅豆30克，薏苡仁50克，低鈉鹽1克。將玉米洗淨，用冷開水泡發30分鐘，攪打成玉米糊，與洗淨的紅豆、薏苡仁同入鍋中，加水適量，先用大火煮沸，再改用小火煮至紅豆、薏苡仁呈花爛狀，調入低鈉鹽再煮沸即成。當點心食用。具有消脂通便、利濕降壓、防癌抗癌的功效。

(3)取冬瓜1000克，薏苡仁、香菇各30克，清湯、植物油、蔥花、薑末、低鈉鹽、太白粉、各適量。將冬瓜洗淨，刮去外皮，切成大塊，除去

瓤、子後，整塊入沸水鍋汆一下，撈起，瀝乾水分。將薏苡仁洗淨，入鍋，加水煮熟，盛入碗中待用。將整塊冬瓜放入蒸盆內，加薏苡仁，加入清湯適量，上鍋蒸30分鐘，取出待用。將香菇用溫水浸發，洗後切成兩半，入植物油鍋，以大火爆炒，加蔥花、薑末、低鈉鹽、清水、太白粉等勾對成芡，淋在冬瓜脯上即成。具有清熱解毒、利尿消腫、祛濕解暑、降壓減肥的功效。常吃可減肥美容，阻止脂毒在體內堆積，排糞毒去尿毒，消除皮膚熱毒之症。對伴有腎炎、水腫、腳氣、暑熱症、糖尿病、單純性肥胖症、皮膚感染者尤為適宜。

**小叮嚀**

　　新裝修的房子中，可檢查出近500多種揮發性有機物，室內空氣中有害物質比室外要高出幾十倍。而人的一生有1/2時間是在室內度過的，居室環境品質優劣與人體健康乃至癌症發生率都有密切關係。居室通風不良、裝潢污染、電磁污染以及空氣污染等毒素都會使人中毒生病，甚至誘發癌症。廚房內液化氣在燃燒時產生的污染物要比炒菜時的油煙還多，它會產生較多的氮氧化物及甲醛、多環芳烴等。液化氣還存在燃燒不完全的情況，在這種情況下會產生一氧化碳和懸浮顆粒物，對居室有相當的污染性。

# 妙用綠豆可排毒

**妙招 16**

　　綠豆，俗稱青小豆，為豆科一年生草本植物綠豆的成熟種子。說起綠豆，人們自然會想起盛夏之際清涼解暑、生津止渴的綠豆湯和綠豆粥了，這是在中國民間流傳了幾千年的天然解暑劑，因為綠豆確有防暑降溫的功效。

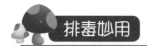 **排毒妙用**

中醫認為，綠豆性涼，味甘，歸心、胃經，有清熱解毒、消暑利水、止渴明目等功效。《日華子本草》說，綠豆「益氣，除熱毒風，厚腸胃；作枕明目，治頭風頭痛」。《開寶本草》也說，綠豆「亦煮食，消腫下氣，壓熱解毒」。李時珍《本草綱目》說，綠豆「補益元氣，和調五臟，安精神，行十二經脈，去浮風，潤皮膚，宜常食之。煮汁，止消渴」。

**現代研究證實，綠豆中含有一種球蛋白和多糖成分，能促進人體內膽固醇在肝臟分解成膽酸，加速膽汁中膽鹽排出和降低小腸對膽固醇的吸收。** 綠豆中含有解毒成分，綠豆蛋白、鞣質和黃酮類化合物可與有機磷農藥、汞、砷、鉛等結合形成沉澱物排出體外，使之減少或失去毒性，並不易為胃腸道吸收。綠豆中的多糖成分還能增強血清脂蛋白酶的活性，使脂蛋白中三酸甘油水解，達到降低血脂的療效。這與綠豆所含植物固醇可競爭性抑制外源性膽固醇的吸收，增加膽固醇排泄有關。綠豆含鉀量很高，而含鈉量極低，其K因子值為245.9，是典型的優質高鉀食品，不僅具有較好的降血脂作用，而且有助於降血壓。

在運用綠豆解毒排毒時，應注意食用綠豆不要去外皮，包括煮食和製綠豆粉，應盡量將綠豆外皮（綠豆衣）一起吃下去。脾胃虛寒滑泄者忌食綠豆。

**排毒食譜**

(1)取綠豆60克，白菊花10克。先將綠豆去雜質，淘洗乾淨，備用。再將白菊花去雜質後放入紗布袋中，紮口，與淘洗乾淨的綠豆同入砂鍋，加足量水，浸泡片刻後用大火煮沸，改用小火煮1小時，待綠豆酥爛，取出菊花紗布袋即成。每日早、晚分飲。具有清熱解毒、消暑利水、止渴明目、降脂降壓的功效。常吃可防治重金屬、農藥中毒及其他各種食物中毒，加速有毒物質的排泄。對伴有暑熱症、水腫、丹毒、癰腫、痘瘡、無

名腫毒、高血壓病、血脂異常者尤為適宜。

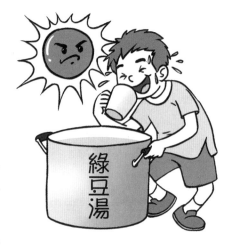

(2)取甜杏仁20克，綠豆100克，米50克，白糖適量。將甜杏仁、綠豆、米淘洗乾淨，加水磨成漿，入鍋，大火煮沸，加白糖，改用小火煮熟後飲用。每日早、晚分飲。具有止咳化痰、潤腸通便、防癌抗癌的功效。常吃可排除糞毒，防治習慣性便祕。對兼有咳嗽氣喘者尤為適宜。

(3)取綠豆、銀花各60克，陳皮5克，粟米100克，紅棗15枚。將銀花、紅棗去雜質，洗淨，放入砂鍋，加清水適量，浸泡15分鐘。將陳皮去雜質，洗淨，曬乾或烘乾，研成細末，備用。將綠豆、粟米去雜質，淘洗乾淨後，放入浸泡銀花、紅棗的砂鍋中，再加清水適量，大火煮沸，改用小火煮1小時，待綠豆、粟米酥爛，調入陳皮細末，拌和均勻即成。早晚餐食用。具有清熱解毒、消暑利水、止渴明目、降脂降壓的功效。

**小叮嚀**

長期服用藥物及用藥不當不僅會導致中毒，還能引起營養不良，醫學上稱此為藥物性營養不良。藥物可影響人體對某些營養成分的吸收、合成、代謝和排泄等過程。近年來，這種營養不良的發生率正在逐年增加。比如說，長期服用磺胺藥及某些泛抗生素而引發的繼發性感染，就是因為抑制腸道內正常菌群的生長，而使其他一些致病菌繁殖生長；正常菌群有幫助機體合成維生素的功能，其數目如減少，就會造成機體維生素K和維生素B群的缺乏。

# 妙用茶葉可排毒

茶葉，又稱茶、茗等，為山茶科常綠灌木或喬木茶樹之葉。我國人民發現茶可以作為飲料，至今已有4000多年的歷史了。現在，茶葉已是世界「三大飲料」之一，不僅為中國人喜愛，也是最受歡迎、最便宜的一種世界性保健飲料與排毒食物。

## 排毒妙用

中醫認為，茶葉味甘苦而澀，綠茶性涼，紅茶性溫，具有清熱除煩、利尿止渴、提神醒腦、生津止渴、降火化痰、消食解毒等功效。早在西漢的《神農本草經》中就有「神農嘗百草，日遇七十二毒，得茶而解之」的記載。說明神農時期已發現了茶葉的解毒作用。隨著時間的推移，直至19世紀末，人們還不認識茶葉中類黃酮混合物的結構和性質。經過100多年來的不懈努力，研究發現該種混合物中含有十多種化合物，其性質非常複雜，具有調節人體新陳代謝，增強血管彈性，殺菌解毒等作用。

茶除具有提神醒腦、止渴生津、利尿降壓、祛脂解毒等作用外，近年來的醫學研究證實，茶葉所含的許多生物活性成分具有明顯的抗癌作用。各種茶葉均有不同程度阻斷N-亞硝基化合物在體外形成的作用，其中以綠茶作用為最強，阻斷率高達90％以上。烏龍茶對汽車排氣中致癌物環狀碳化氫和二硝基芘有抑制作用，抑制率可達70％以上。茶葉中咖啡鹼對菸中所含各種有害物均有對抗作用，且能促使經常飲酒者從尿中排出酒精，抑制菸、酒的致癌作用。

茶葉中含有許多有效成分直接或間接與防治血脂異常、肥胖症、防癌抗癌有關。**經常飲茶，飲淡茶對防治血脂異常、預防心腦血管病如冠心病、高血壓病等均有較好的作用。**未經發酵的綠茶可很快降低人體內的膽固醇含量。茶葉中所含的天然維生素C、維生素E以及硒等

生物活性物質，對有害人體的自由基有明顯的消除作用，具有降低血脂、防治動脈粥樣硬化、抗衰老等生物特性，茶中的茶多酚能改善血管的滲透性能，能有效地增強心肌與血管壁的彈性，降低血壓。

運用茶葉排毒要注意以下幾點：飲茶以綠茶為好，且以淡茶為宜。忌空腹或睡前喝濃茶；若兼服降脂藥物，則忌用茶水沖服，以免藥物失效；伴有嚴重心臟病、腎病者，只宜「品茗」，即少量、間歇、緩飲，不可「牛飲」。若飲茶太多，入水量太大，會增加心臟或腎臟的負擔。

## 排毒食譜

(1)取鮮苦瓜1個，茶葉50克。將鮮苦瓜截斷，去瓤，納入茶葉後，用細線紮合，掛通風處陰乾。苦瓜乾後，外部用潔淨紗布沾溫開水擦淨，連同茶葉切碎，混合均勻。每次取10克，放入保溫杯內，用沸水沖泡，30分鐘

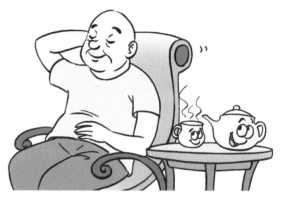

後即可飲用。當茶頻飲，可連續沖泡3～5次。具有降低血糖、防癌抗癌、清熱降火、解毒排毒的功效。常喝可增強免疫細胞活性，清除體內有害物質，稀釋體內毒素，加速毒素排泄，抗病毒，抗腫瘤。對伴有糖尿病、血脂異常、暑熱症者尤為適宜。

(2)取龍井新茶10克，豬瘦肉250克，植物油250克，黃酒15CC，低鈉鹽、太白粉、麻油各適量。將龍井新茶用沸水泡在杯內，過片刻倒去一些茶汁，約留25克茶汁及茶葉。豬瘦肉洗淨去掉筋膜，切成1公分見方的丁狀，用黃酒、低鈉鹽、太白粉拌勻上漿。炒鍋上大火，放油燒至五分熱，下肉丁炒散，待其變色時，將油及肉丁一併倒入漏勺中瀝油。鍋放回火上，鍋內留底油，倒入肉丁，加黃酒、低鈉鹽，略翻炒後將茶葉及餘汁倒

入鍋中，隨後加入少量太白粉攪勻，淋上麻油即成。具有提神醒腦、止渴生津、利尿降壓、祛脂解毒的功效。經常食用可抑制癌毒，阻斷亞硝胺在體內合成，對抗菸、酒毒害，減少胃腸道有毒物質的積聚，有明顯防癌抗癌作用。

**小叮嚀**

　　一些有毒物質對空氣、水源、土壤及糧食、家禽、家畜、蔬果等食物造成了污染，人會不知不覺地吃進這些被污染了的食物，時間久了，積少成多會引起慢性中毒。若食物污染嚴重，一次或數次攝入的毒素過多，就會引起急性中毒，嚴重者可危及生命。殺蟲劑的效率越高，對環境的污染也越嚴重，對人體的毒害作用也越大。農作物種在被重金屬污染的土地上，透過食物鏈，一旦進入人體，對健康就有危害。食品中的人工合成色素是以煤焦油為原料製成的，某些有致癌作用。

　　任何一種添加劑的個別影響是小的，但把它們的影響加在一起，就可能很大了。在食品生產加工、儲存過程中，有些食品就可能會遭到黴菌侵襲，發黴變質的食品，絕對不能食用。此外，鹹魚、臘腸、臘肉、火腿、燻肉及燻魚，對於人體健康是弊多於利，建議少吃為妙。

**妙招 18**

# 巧妙飲水可排毒

　　水是人體生命之源，人體的70%是由水構成的。一個身體健康的人，不吃飯、只喝水，可以活70天；如不吃不喝最多只可活7天。因為水是人體營養物質的消化吸收、代謝物質的排泄、血液的循環、體溫的調節，以及各種人體內環境的正常生理、生化反應均不可缺少的參與者和重要物質。潔淨的水有益健康長壽，反之，誤飲了不潔的水或被污染的水，會對人體造成多種危害，甚至誘發多種疾病。

**排毒妙用**

　　水可以加速營養物質的輸送和毒物的排泄。體內保持足夠水分，可減少腸道對毒物的吸收，並透過糞便、尿液、汗液等管道將毒素及時排出體外。所以，水便有了「人體清道夫」、「人體洗滌劑」的雅號。

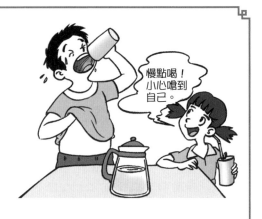

慢點喝！小心嗆到自己。

　　飲水首推白開水，「飲」的首要目的是補水，應該補清潔衛生的水。純淨的水進入人體後，不僅最能解渴，且能立即發揮其功能，促進新陳代謝，加速血液循環，輸進營養物質，稀釋體內有毒物質，減少腸道對毒物的吸收，有效地防止有害有毒物質的慢性中毒。白開水的生物活性和細胞內的水分子的生物活性極近似，最易通過細胞膜而發揮作用，加速代謝中的生理、生化過程，增加體內血紅蛋白含量，增強免疫功能。人在夏季或工作、運動後大量出汗，無機鹽、電解質損失較多，可適當飲用淡鹽水（加0.2％～0.3％的食鹽）。

　　茶是我國人民日常生活中的大眾飲料，淡茶水可解毒排毒，提神醒腦，止渴生津，利尿降壓，祛脂防癌。

　　**每天早晨起床後飲一杯溫開水，大約250CC，可使休息了一夜的胃活動起來，促進腸道蠕動。**這有助於機體新陳代謝，廢物排泄，補充睡眠中隨呼吸、汗液等喪失的水分，並且有助於消除疲勞，促進機體唾液分泌，增進食欲。這種喝水方法特別適合於便祕的人。每一個人每天應該飲5～6次水，每次250CC左右，加起來1500CC左右。當然，如果遇到特殊情況，生病、發熱、食物中毒、外傷等，還應加量飲水才好，可促進機體早日康復。在健康狀態時不宜大量飲水。

　　健康飲水的標準是：①無真菌、細菌等致病菌，每毫升水中細菌數在100個以下。②無有機污染物。③無鉛、汞、砷等對人體健康有害

的金屬元素。④含有適量的鈣、鎂、鋅、鐵等無機物及微量元素。⑤
酸鹼度為中性或弱鹼性，水分子團小，溶解氧和二氧化碳含量適度。

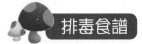 **排毒食譜**

(1)**礦泉水**：礦泉水中含有多種礦物質，尤其是「鎂離子」，可以促進人體新陳代謝，防治便祕，維持窈窕身材。

(2)**胺基酸飲料**：運動飲料中含有大量胺基酸，運動後飲用，搭配低熱能食物和果蔬取代正餐就可以獲得很好的排毒減肥效果。

(3)**綠茶**：綠茶中含有許多對人體有益的成分，可以降低血液中的膽固醇、代謝毒素，幫助消化，預防感冒。

(4)**薑茶**：可以讓身體發熱，促進人體新陳代謝以及脂肪消耗。每天50CC最好，但不要空腹飲用。

(5)**烏龍茶**：烏龍茶屬於發酵茶，是減肥飲料的重點代表，兼含有豐富的胺基酸和纖維素，能降低膽固醇，有利尿作用，更有助於脂肪分解，將體內多餘油分排除。

(6)**取500CC紅茶加入新鮮葡萄柚汁100CC**：葡萄柚中含有豐富的維生素C，紅茶可以幫助消化，利尿，消除水腫。

**小叮嚀**

　　人體在新陳代謝的過程中，不可避免會產生大量毒素。這些毒素若不能及時排出，就會被人體所吸收，造成對身體的傷害。

# 妙用海帶可排毒

妙招 19

> 海帶，又稱大葉藻、海草，中藥名為昆布，為海帶科二年生水生植物大葉藻、海帶以及翅藻科植物鵝掌菜等的葉狀體。海帶是一種大型食用藻類，不僅可作食用，而且有很高的藥用價值。

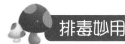 排毒妙用

　　中醫認為，海帶味鹹，性寒，具有軟堅散結、清熱利水的功效。《醫林纂要》中說，海帶「補心，行水，消痰，軟堅。消癭瘤結核……通噎膈」。

　　現代研究證實，**海帶含有豐富的牛磺酸，可降低血脂、降低血壓，並可防治膽結石，能增強微血管的韌性，抑制動脈粥樣硬化，對動脈血管有保護作用。**海帶不含脂肪，所含纖維素和褐藻酸類物質如藻膠酸、昆布素等，可抑制膽固醇的吸收並可促進其排泄。海帶素、褐藻澱粉和昆布素多糖等，當其磺化後具有很好的降脂和抗凝血作用，已被用於臨床治療血脂異常，獲得了一定的成效。由此可見，血脂異常和冠心病患者多吃些海帶、褐藻、紫菜等菌藻類食物大有裨益。

　　人們只要經常在膳食中摻入一些海帶，就會使脂肪在體內的蓄積趨向於皮下和肌肉組織，很少在心臟、血管、腸膜上積存；同時，血液中的膽固醇含量顯著降低，因而對血脂異常、脂肪過多症、高血壓病伴動脈粥樣硬化等病症，都有一定的療效和預防作用。海帶所含昆布素等多糖類，其低程度的硫酸化物與肝素相似，有清除血脂作用，但無顯著的抗凝血作用，可用於血脂異常、動脈粥樣硬化患者。

　　海帶性寒，凡脾胃虛寒蘊濕者忌服。

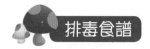 **排毒食譜**

(1)取海帶30克，綠豆100克。將海帶放入清水中浸泡12小時後洗淨，切成絲。綠豆洗淨，放入高壓鍋內，加少許清水煮開，再加清水煮開，如此反覆3次，至綠豆開花，放入海帶絲，再加適量清水，蓋上鍋蓋，用高壓鍋煮30分鐘，待自然冷卻後，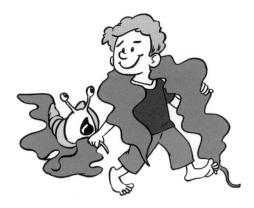加入紅糖，攪勻即成。每日早、晚分飲。具有清熱解毒、消暑利水、止渴明目、降脂降壓的功效。常吃可防治重金屬、農藥中毒及其他各種食物中毒，加速有毒物質的排泄。對伴有暑熱症、水腫、丹毒、癰腫、痘瘡、無名腫毒、高血壓病、血脂異常者尤為適宜。

(2)取海帶50克，米100克。將海帶以清水浸泡24小時，換水3～5次，洗淨後，切碎（或剁成海帶糜）；米淘洗後，入鍋，加水適量，煮成稠粥，粥成時調入切碎的海帶（或海帶糜），加植物油、低鈉鹽等佐料，拌勻後繼續煮至沸即成。早晚餐食用。具有軟堅散結、排毒養顏、利尿去毒、降脂抗癌的功效。常吃可促使體內放射性物質隨尿液排出體外，吸收血管中膽固醇排出體外，通利大便有利於糞毒的排泄。對患有單純性甲狀腺腫大及碘缺乏症、高血壓病、動脈粥樣硬化者尤為適宜。

**小叮嚀**

　　氧氣是一把雙刃劍，人類生存與健康離不開它，但它又能以活性氧的形式使人類及一切生物生病、衰老和死亡。人體中的活性氧被近代學者稱為「自由基」，它會製造脂褐質等衰老物質，破壞遺傳因子，能導致人體衰老、生病（包括癌症）。自由基是對人體造成最大危害的內生毒素。這種物質是人體內氧化反應的產物，它們源源不斷地產生，又不停地參與到人體的各種生理和病理過程中去。人體本來具有中和活性

氧毒的功能，產生這種功能的物質叫「超氧化物歧化酶」（SOD）及腦內嗎啡（內啡肽），在25歲之前SOD可由人體自身合成，可是25歲後，體內的SOD作用就會變弱，人體細胞和基因便容易受到活性氧（氧化毒）的侵害，出現病、老和死亡。

# 妙用黃瓜可排毒

妙招
**20**

> 黃瓜，又稱胡瓜、王瓜，也叫刺瓜，為葫蘆科一年生蔓性草本植物黃瓜的幼果具刺的栽培種。

## 排毒妙用

中醫認為，黃瓜味甘，性寒，無毒，有清熱解毒，涼血潤膚，利水消腫，補脾止瀉等功效。《本草求真》記載，黃瓜「性味甘涼，無毒，清熱利水，解渴止煩，可治煩熱口乾，小便不暢，四肢浮腫，水腫腹脹諸症」。

**黃瓜含有嬌嫩的細纖維素，可降低血液中的膽固醇、三酸甘油脂，可促進腸道中腐敗食物的排泄，改善人體的新陳代謝，對皮膚、毛髮美容有間接的作用。**新鮮黃瓜中含有丙醇二酸，能有效地抑制糖類物質在體內轉變為脂肪，因脂肪在體內聚集、堆積過多便會形成肥胖症，有損於體型健美。常吃黃瓜，對肥胖症或體重超標的患者有較好的療效。

黃瓜的頂部味苦，含有葫蘆素等活性成分，葫蘆素能激發人體免疫功能，能夠殺死被病毒感染的細胞而不損害健康細胞，經常適量服食包括近蒂部（連皮）的黃瓜，可以增強健康細胞（如全身體細胞包括皮膚、黏膜以及毛髮細胞等）的抗病毒活性，並使其富有活力。黃瓜中的葫蘆素還可以修復損傷的肝細胞，增強肝功能，使人體最大的

排毒器官肝臟得到保護。

　　黃瓜所含的黃瓜酸，能促進人體新陳代謝，排出毒素，所含維生素C的含量比西瓜高5倍，能美白皮膚，使其保持彈性，抑制黑色素的形成。而且吃黃瓜有助於化解炎症。

　　食用黃瓜的好處雖多，但其性寒，脾胃虛寒者不宜多食。另外，黃瓜易受污染，因此，生吃黃瓜時最好削皮，涼拌時應沖洗乾淨，再加食醋和大蒜調味，可以殺菌消毒，防止腸道傳染病。

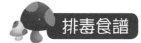 排毒食譜

　　(1)取黃瓜250克，大蒜泥30克，醬油、香醋、麻油各適量。將黃瓜用冷開水洗淨，切成斜刀片，裝入盤內。將蒜泥、醬油、香醋、麻油對成汁，澆到黃瓜上即成。具有清熱利水、解毒排毒、滑腸除濕、降脂減肥、護膚美容的功效。

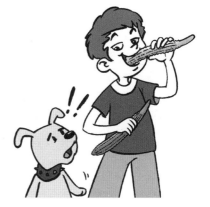

　　(2)取冬筍、黃瓜、玉米筍、水發香菇、鮮菇、菜心各100克，胡蘿蔔50克，植物油20克，低鈉鹽、胡椒粉、花椒各2克。將冬筍切片，黃瓜、胡蘿蔔切條，香菇、鮮蘑大個刀切，小個整用。菜心洗淨，然後將各種材料按性質分別下沸水鍋氽一下，撈出過涼，放低鈉鹽醃一下，將水瀝去。炒鍋上火，放入油，將花椒炸透撈出，剩下的花椒油晾涼後同其他調料一起放入菜中，拌勻即成。具有清熱化痰、利水消腫、潤腸通便、降脂減肥的功效。常吃可刮油去脂毒，補充纖維素，促進腸蠕動，消除積食，清除糞毒，排毒解毒。對患有單純性肥胖症、血脂異常、血液黏稠度高、習慣性便祕者尤為適宜。

　　(3)取黃瓜100克，黃豆芽200克，菠菜200克，豬瘦肉100克，低鈉鹽、醬油、醋、辣椒油、蒜茸、芝麻醬、香菜末、芥菜末、麻油各適量。將黃豆芽、菠菜擇洗乾淨，投入沸水中氽一下，撈出瀝淨水，然後將菠菜

切碎。將豬肉洗淨切成絲，投入熱油鍋中，加入醬油炒熟。將黃瓜洗淨、去瓤，切成絲。將黃豆芽、菠菜、熟肉絲、黃瓜絲盛入盤裡，撒上香菜末，上桌時加芥菜末、醬油、麻油、醋、低鈉鹽、辣椒油、蒜茸、芝麻醬，拌勻即成。具有益氣補中，消除疲勞、利尿解毒、防癌抗癌的功效。常吃可減少體內乳酸堆積，誘生干擾素，增強人體抗病毒、抗腫瘤能力，有利於從尿中排毒，並可抑制食物中的毒素，減輕癌症病人放化療引起的多種毒副作用。

**小叮嚀**

人體腸道是一個綿長多褶皺的器官，許多殘餘的垃圾廢物與毒物滯留在腸道褶皺內，無法排出體外，就形成了宿便。中醫認為宿便中所含的毒素是萬病之源，而西醫則認為人體內脂肪、糖、蛋白質等物質新陳代謝產生的廢物和腸道內食物殘渣腐敗後的產物是體內毒素的主要來源。研究發現，人體大便中含有許多雜菌和致癌病菌，如果24小時內不排出體外，可繁殖出2兆以上的病菌，形成一個龐大的毒源。所以，宿便在人體內停留時間越長，對人體危害也就越大。

# 妙用苦瓜可排毒

**妙招 21**

苦瓜，異名錦荔枝，又稱涼瓜、癩葡萄、紅小姐等，為葫蘆科一年生蔓性草本植物苦瓜的果實。苦瓜的苦味能刺激味蕾，增加食欲，並具有排毒防癌的功效。

**排毒妙用**

中醫認為，苦瓜氣味苦，性寒，無毒，具有除邪熱、解勞乏、清心明目、益氣解熱的功效。《滇南本草》記載，苦瓜能「瀉六經實

火，消暑，益氣，止渴」。「治丹火毒氣，療惡瘡結毒，或遍身已成芝麻疔瘡疼痛難忍」。

科學家從苦瓜中提煉出了一種味道極苦的奎寧精，具有明顯生理活性的蛋白質類成分，可增強皮膚皮質活力，使面容更加細嫩紅潤。苦瓜中含有一種或一種以上的苦瓜脂蛋白成分，能夠刺激免疫細胞（巨噬細胞等），提高其免疫功能，使免疫細胞具有殲滅入侵之「敵」的作用，可大大增強人體排毒去毒作用及皮膚、黏膜、毛髮等組織結構的機能和活力，清除體內有害物質。**從苦瓜中提取出一種名為「多肽P」的胰島素樣物質，對動物和人有明顯的降血糖作用，比治療糖尿病的苯磺丁脲的作用還強。**在日常餐飲中，經常食用苦瓜和苦瓜配製的菜餚，就可以做到防病於未然，寓護膚美容、排毒於自然而然之中。

痱子是一種夏季的損容性疾病，常吃些苦瓜，可以從整體上防治痱毒。把苦瓜切成小塊擦痱子，療效顯著，初生的痱子，一般擦四五次可癒。對於較重的熱痱聚集，如果連續擦用3～4天，熱痱可以消退。新鮮苦瓜搗爛後可以外敷面部小癤腫，且不留疤痕。新鮮苦瓜葉搗爛，外敷濕疹、皮炎、痤瘡感染、燙傷、毒蟲咬傷也有效。實驗還發現，苦瓜有稀釋毒素和加速毒素排泄的作用。所含的脂蛋白等成分有一定的抗病毒、抗癌毒功效，實驗發現，苦瓜可使患癌老鼠的存活時間延長。苦瓜可清熱瀉火排腫毒，對疔瘡、癤癰、無名腫毒都有較好療效。

苦瓜味苦，但並非苦得難以入口，而是苦中帶有甜味，別有一番風味。苦瓜的吃法頗多，可生吃，也可煎、焗、炒、燒，與葷素食物均可搭配。

## 排毒食譜

(1)取新鮮苦瓜250克，花生油、薑絲、蔥末、低鈉鹽各適量。將新鮮苦瓜洗淨，去子、瓤，切成細絲，再將適量的花生油燒熱，加入適量薑

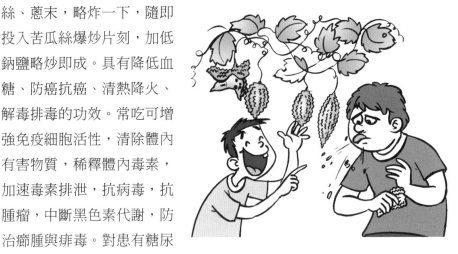

絲、蔥末，略炸一下，隨即投入苦瓜絲爆炒片刻，加低鈉鹽略炒即成。具有降低血糖、防癌抗癌、清熱降火、解毒排毒的功效。常吃可增強免疫細胞活性，清除體內有害物質，稀釋體內毒素，加速毒素排泄，抗病毒，抗腫瘤，中斷黑色素代謝，防治癤腫與痱毒。對患有糖尿病、血脂異常、暑熱症者尤為適宜。

(2)取苦瓜300克，雞胸肉250克，植物油、黃酒、低鈉鹽、澱粉各適量。將苦瓜洗淨，劃開，挖去子、瓤，切成薄片，用低鈉鹽醃過後在沸水內燙一燙，令其苦味大減。將雞胸肉切成薄片，用低鈉鹽、黃酒、澱粉調和攪勻。炒鍋上火，放油燒熱，先下苦瓜急炒至快熟後擱鍋邊，隨後下雞片急炒至熟，與苦瓜合拌，裝盤即成。具有降低血糖、防癌抗癌、清熱降火、解毒排毒的功效。

(3)取苦瓜100克，馬齒莧100克，豆腐300克，食用調和油、低鈉鹽、料理酒、麻油各適量。將苦瓜去皮，剖開去子、瓤，洗淨切片。豆腐在沸水中汆一下，除去豆腥味，切成小方塊備用。馬齒莧去根鬚、敗葉，洗淨，切成碎段。鍋上火，放少許油燒熱，放入苦瓜翻炒片刻，加入適量清水，放入豆腐塊、馬齒莧段、低鈉鹽、料理酒，煮沸後，淋上麻油即成。佐餐食用。具有降低血糖、防癌抗癌、清熱降火、解毒排毒的功效。

**小叮嚀**

人體內的膽固醇絕大部分由肝臟製造，其餘部分從食物中攝取。膽固醇是人體發育過程中不可缺少的物質，膽固醇可合成激素（如性激素）；參與合成維生素$D_3$調節鈣磷代謝，促使骨骼正常發育；參與合成膽酸促使脂肪吸收。所以膽固醇並非只有「過」而沒有「功」。只有當體內的膽固醇量過高時，才會對人體造成危害。人體內過多的膽固

醇沉積在血管壁上，會使血管逐漸變窄，從而導致高血壓和心血管閉塞，嚴重時會發展成冠心病和動脈粥樣硬化等症。此時的膽固醇便成了「毒脂」。

# 妙用苜蓿可排毒

妙招
22

苜蓿為豆科植物紫苜蓿或南苜蓿的全草。一年生或多年生草本。南苜蓿是一種綠葉蔬菜，又稱「菜苜蓿」、「黃花苜蓿」、金花椰菜，俗稱「草頭」。

## 排毒妙用

中醫認為，苜蓿性平，味苦，入脾、胃經，有清熱排毒、補血止喘、舒筋活絡等功效。唐代著名食療學家孟詵說，苜蓿「利五臟，洗去脾胃間邪氣，諸惡熱毒」。《日華子本草》記載，苜蓿「去腹臟邪氣，脾胃間熱氣，通小腸」。《本草衍義》也說，苜蓿「利大小腸」。

**苜蓿具有預防由於高脂肪和高膽固醇食物所引起的高血脂症和動脈粥樣硬化作用。**臨床上給部分高膽固醇血症患者服用經過研磨和烘過的苜蓿子後，血膽固醇含量顯著降低。據研究認為，苜蓿的這種降膽固醇作用可能與其含有較多的食物纖維，尤其是一種稱為皂角素的物質有關。皂角素有很強的結合膽固醇的代謝物——膽酸的作用，因而有利於脂肪和膽固醇的排除。

長期便祕會造成腸內毒素累積，並會累及全身，引發血脂異常、動脈粥樣硬化、老年癡呆、大腸癌等疾病的發病率上升。所以要注意補充適量的膳食纖維。苜蓿富含豐富的膳食纖維，可以促使大便通暢，有效地防治長期便祕、清除糞毒。

苜蓿是人們特別喜愛的野蔬妙品，可炒食、醃漬及拌麵蒸食，味純鮮美，是純天然滋補強身食物。日常餐飲中的涼拌苜蓿、苜蓿燴豆腐、金花椰菜粥等，均美味可口，且具有良好防治便祕、血脂異常、腫瘤、高血壓病、冠心病等保健作用。

## 排毒食譜

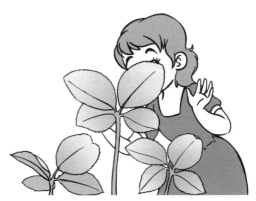

(1)取苜蓿200克，白米100克，豬油、低鈉鹽各適量。將苜蓿洗淨切成碎段，豬油下鍋，放入苜蓿炒散，加低鈉鹽炒入味。將米洗淨入鍋，加水1,000CC，用大火燒開後轉用小火熬煮成稀粥，調入苜蓿即成。早晚分食。具有清熱利尿、通利大便、降脂減肥、排毒防癌的功效。常吃可補充膳食纖維，防止便祕，排除糞毒。對伴有血脂異常、單純性肥胖、貧血者尤為適宜。

(2)取苜蓿250克，低鈉鹽、醬油、麻油各適量。將苜蓿去雜洗淨，放入沸水鍋中汆水，撈出後再過幾次清水，瀝乾，切碎放盤內，加入低鈉鹽、醬油、麻油，拌勻即成。具有清熱利尿、通利大便、降脂減肥、排毒防癌的功效。

(3)取鮮苜蓿250克，淨黑鮪魚200克，雞蛋清30克，蔥花、生薑末、蒜茸各15克，低鈉鹽4克，黃酒10克，太白粉20克，麻油5克，植物油250克（實耗約40克）。將魚肉洗淨，切成薄片，放碗內，加低鈉鹽、黃酒、雞蛋清、太白粉抓拌均勻。將苜蓿擇洗乾淨，切成段。炒鍋上中火，放油燒至五分熱，下入魚片炒散，撈出瀝油。炒鍋上中火，放油燒至七分熱，煸蔥花、生薑末、蒜茸，烹入黃酒，下苜蓿炒至斷生，倒入魚片，加入低鈉鹽翻炒均勻，淋上麻油，裝盤即成。具有清熱利尿，通利大便，降脂減肥，排毒防癌的功效。

有不少人經常攝入含有高營養和過高脂肪的食物，或運動後忘記給體內補充水分，這樣很容易導致血液黏稠。血液黏稠可造成血流緩慢，發生血栓及其他心腦血管疾病；也可引起血液淤滯，循環不暢，供血供氧不足，出現頭昏腦脹、胸悶氣短、神疲乏力等症狀；還會損傷大血管和微循環；且容易使癌症病人的癌細胞在體內生長、擴散和轉移，並影響抗癌藥物的效果。要降低血液黏稠度，可採用多喝水來稀釋血液的辦法。最好喝溫開水或者有抗凝聚作用的淡茶水，在每天早飯前一小時及睡前兩小時飲用。多吃一些蔬菜和水果，降低脂肪。黑木耳具有溶血的作用，長期食用可以有效防止血栓形成。此外，經常吃一些維生素C，多運動消耗脂肪，因熬夜而消耗體液後多補充水分，也都有防止血液黏稠的作用。

# 妙用馬齒莧可排毒

妙招
23

馬齒莧，又名馬齒草、安樂菜，為馬齒莧科一年生肉質草本植物馬齒莧的全草。

## 排毒妙用

中醫認為，馬齒莧性寒，味酸，歸大腸、肝經，有清熱解毒、散血消腫等功效。馬齒莧可用於熱痢膿血、熱淋血淋、婦女赤白帶下、癰腫惡瘡、丹毒、臁瘡腿、小兒白禿、百日咳、小兒單純性腹瀉、肛門腫痛、蜈蚣咬傷、闌尾炎、鉤蟲病、淋巴結核

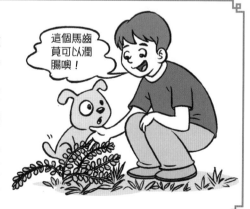

這個馬齒莧可以潤腸噢！

潰爛、各種化膿性疾病，包括暑令瘡毒癤腫、乳癰、蜂窩性組織炎、甲溝炎，以及黃水瘡、足癬感染、濕疹、漆瘡、嬰兒濕疹、接觸性皮炎、角膜軟化症、乾眼症、夜盲症、胃及十二指腸潰瘍、口腔潰瘍等40多種疾病，無論內服外敷，均有很好的效果。《日用本草》中記載，馬齒莧「涼肝退翳」。《滇南本草》記載，馬齒莧「益氣，清暑熱，寬中下氣，潤腸，消積滯，殺蟲，療瘡紅腫疼痛」。

**現代研究證實，馬齒莧對改善動脈脂質代謝紊亂以及防止纖維性變化具有重要作用，經常食用馬齒莧不僅可以補充身體必需營養素，而且絕無增加體重和增高膽固醇之憂，實為天然野生佳蔬妙品。**

馬齒莧有保護心血管的作用，馬齒莧中含有 $\omega$-3脂肪酸，能抑制人體內血清膽固醇和三酸甘油脂的生成，是保護心臟的有益物質。研究中還發現，$\omega$-3脂肪酸可使血管內皮細胞合成的前列腺素增多，血栓素$A_2$（一種強烈的血管收縮劑和血小板凝結劑）減少，從而使血液黏稠度下降。前列腺素是血小板聚集抑制劑，有較強的擴張血管活性作用。因此，經常食用馬齒莧，可從中攝取$\omega$-3脂肪酸，可預防血小板聚集、冠狀動脈痙攣和血栓形成。從而能有效地防治冠心病、心絞痛等病症。

馬齒莧偏於寒涼，且活血破症，所以脾胃虛弱、腸滑腹瀉者以及孕婦忌食。

### 排毒食譜

(1)取鮮馬齒莧500克，蔥花、蒜茸各10克，低鈉鹽4克，黃酒5克，麻油5克，植物油25克。將馬齒莧擇洗乾淨，切段。炒鍋上大火，放油燒至七分熱，下蔥花、蒜茸煸香，烹入黃酒，下馬齒莧翻炒至剛斷生，加入低鈉鹽炒勻，淋上麻油，裝盤即成。具有清熱解毒、散血消腫、殺蟲殺菌、清腸毒、止腹瀉的功效。常吃可改善動脈脂質代謝紊亂，排除腸毒，防治糖尿病、心腦血管病與血脂異常。對患有腸炎、血液黏稠度高，腦血栓等病者尤為適宜。

(2)取鮮馬齒莧400克，豬瘦肉100克，蔥花10克，生薑末10克，雞蛋清20克，低鈉鹽3克，黃酒5克，鮮湯20克，太白粉20克，麻油5克，植物油40克。將馬齒莧去雜洗淨切成段，放入沸水鍋中略汆，撈出瀝乾。豬瘦肉洗淨切成絲，加入低鈉鹽（1克）、黃酒（2克）、太白粉（15克）和雞蛋清，抓勻。炒鍋上火，放油燒至五分熱，放入肉絲炒散，煸蔥花、生薑末至香，烹入黃酒和鮮湯，放入馬齒莧、低鈉鹽炒勻，加入太白粉翻炒，淋上麻油，裝盤即成。具有清熱解毒、散血消腫、殺蟲殺菌、清腸毒、止腹瀉的功效。

**小叮嚀**

　　血尿酸是構成細胞核核酸成分的「嘌呤」的物質代謝後的最終產物，主要由腎臟排出。如果尿酸產生過多，或者排出不暢，就會沉積在人體軟組織或者關節中，容易引起關節處紅腫、疼痛、發熱、關節變形等症狀，即痛風、急性痛風性關節炎等疾病。痛風是人體內產生的內生之毒——尿酸濃度長期偏高引起的，是吃出來的「富貴病」，飲食太豐盛，過量飲酒，主食偏少、運動過少是主要誘因。要調節身體中的尿酸含量，應當多喝水，少飲酒，不要攝入過多脂肪和蛋白質。肥胖的人血液中所含的尿酸比普通人高，可以用減肥的方法調節。要降低尿酸，還可以採用減少嘌呤攝入量的辦法。嘌呤含量較低的食物有蔬菜、瓜果、蛋、奶、米、麥等，而含量較高的則有動物內臟、魚類、蝦類、香菇、黃豆、酵母粉等。

# 妙用菊花腦可排毒　　妙招 24

　　菊花腦又叫菊花菜、路邊黃、菊花葉、菊花郎、菊花澇、菊花頭等，為菊科多年生宿根性草本植物菊花腦的嫩莖葉。菊花腦耐寒怕熱，冬季地上部枯死後，根系和地下匍匐莖仍然存活，越冬後來年早春萌發新株，成株有一定耐熱力，夏季可正常生長。菊花腦是頗富盛

名的野蔬，與薺菜、蘆蒿、馬蘭頭、苜蓿、菱兒菜、馬齒莧、枸杞頭一起，號稱「金陵八野」。南京人對野菜情有獨鍾，有民諺說：「南京人養生真識寶，一口飯一口草。」

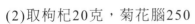 **排毒妙用**

　　菊花腦有降壓、抗病毒、抗菌等作用。中醫認為，菊花腦有清熱涼血、調中開胃、瀉火通便、清暑排毒、解毒降壓等功效，適用於頭痛目赤、心煩易怒、胃熱脹悶、口苦便祕等症。此外，菊花腦是火毒癰腫及高血壓病患者食藥妙品。菊花腦中的黃酮類物質具有防癌作用。

　　菊花腦有獨特的保健功效，以菊花腦為原料烹飪的湯羹菜餚，令人食用後頭腦清新，香入心脾，舒暢無比。有人將菊花腦引種到美國，不僅深受旅美華人的喜愛，而且贏得美國人的讚譽。

　　菊花腦嫩莖葉可炒食或湯食，是炎熱高溫季節做湯菜用的重要綠葉菜類之一。但脾胃虛弱者不宜過多食用。

**排毒食譜**

　　(1)取羊肝60克，菊花腦250克，低鈉鹽、麻油各適量。將羊肝洗淨切成薄片，下湯鍋煮熟，菊花腦洗淨後入鍋，加入低鈉鹽，淋上麻油即成。佐餐食用。具有清肝瀉火、平肝明目、排毒解毒的功效。

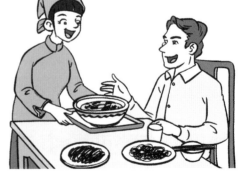

　　(2)取枸杞20克，菊花腦250克，雞蛋2顆，低鈉鹽、麻油各適量。菊花腦揀去雜質，去除老莖，與枸杞洗淨後一同入沸水鍋中，煮沸10分鐘，將雞蛋打散，倒入沸湯中，加入低鈉鹽、麻油即成。當菜佐餐，吃菊花腦，嚼枸杞，飲湯。具有補益腎陰、排毒解毒等功效。

**小叮嚀**

人體在長時間運動或者奔波中容易產生乳酸，它和焦化葡萄糖酸在體內不斷累積，會導致血液呈酸性。乳酸累積後，也是一種毒素物質，人體會處於一種疲勞狀態，出現腰痠背痛、渾身乏力、動作遲鈍笨拙等表現。要消除這種疲勞，可以在運動後做一些簡單的慢跑、伸展和按摩，也可以喝一些醋和果酸之類的酸性飲品，抑制乳酸的產生，減少乳酸對人體的毒害。此外，人體體液分布不均勻，水代謝異常，人體會發生水毒滯留；跌打損傷，血液循環發生障礙，可發生瘀血停留於組織器官內形成瘀血之毒；勞累過度，代謝廢物積蓄可存在軀體的毒——肌毒；用腦過度或精神壓力過大，身體可出現腦毒。

# 妙用芹菜可排毒

**妙招 25**

芹菜，為傘形科植物一年或二年生草本旱芹，或多年生水生宿根草本水芹的全草。水芹又名水英、水勤、楚葵、芹菜等，其嫩莖及葉柄為蔬，熱炒涼拌皆宜，味香脆嫩，歷來受到人們的青睞。旱芹又名香芹、蒲芹、藥芹、勤菜等。

## 排毒妙用

水芹、旱芹均可入藥，其藥用功能旱芹遠勝於水芹。南朝梁代陶弘景在《名醫別錄》中說，旱芹性涼，味甘苦，無毒，有平肝清熱、祛風利濕、清理胃中濁濕諸功效。《本草推陳》明確提出：旱芹「治肝陽頭昏，面紅耳赤，頭重腳輕，步行飄搖等症」。所述臨床主症，即為當今醫學界定名的高血壓病。

**現代研究證實**，芹菜的粗提物有明顯降壓作用。旱芹所含香菜甙、揮發油、甘露醇和環己六醇等物質，也具有較好的降壓作用。芹

菜所含芹菜素及水芹素-7-甲醚具有降壓與降脂作用。

芹菜中含有較多的有機酸與膳食纖維，可以促進消化液的分泌，增加胃腸蠕動，從而產生瀉火排毒功效。芹菜還有清肝解毒、利尿排毒、抗病毒、清熱敗毒等作用，臨床對病毒性肝炎、尿道感染、流行性腮腺炎、各種腫毒也有良好的輔助治療效果。**芹菜含有利尿的有效成分，可以消除體內水分潴留，利尿消腫。**芹菜所含的高纖維，經腸道消化可產生一種木質素或腸內脂的物質，它是一種抗氧化劑，高濃度時可以抑制腸內細菌產生的致癌物質，它還可以加快糞便在大腸的運轉時間，減少致癌物質與大腸黏膜的接觸時間，達到排除癌毒，防止大腸癌的目的。

由於芹菜性涼，凡脾胃虛弱、大便溏薄的患者，其用量宜減半。由於芹菜含少量的呋喃香豆素，易引起皮炎，若受黴菌感染，則含量快速升高。因此，一些體質過敏者應慎食或忌食芹菜。此外，芹菜能抑制性功能，故中青年人不宜大量多食。

## 排毒食譜

(1)取芹菜250克，紅棗10枚，綠茶3克。將芹菜、紅棗、綠茶放入鍋中，加水煎取汁液。代茶頻飲。具有提神醒腦、止渴生津、利尿降壓、袪脂解毒的功效。常

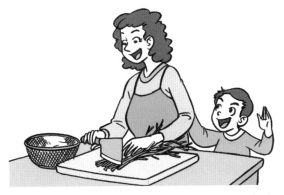

飲可抑制癌毒，阻斷亞硝胺在體內合成，對抗菸酒毒害，減少胃腸道有毒物質的積聚，有明顯防癌抗癌作用。

(2)取鮮芹菜60克，米100克。將芹菜洗淨切碎，與淘洗乾淨的米一同入鍋，加適量清水，用大火燒開後轉用小火熬煮成稀粥。每日早晚溫熱食用，可長期服用，但一定要現煮現吃，不宜久放。早晚餐分食。具有平肝降壓、調脂減肥、清熱解毒、通便排毒的功效。常吃可補充纖維素，促進

糞毒排出和降低血中膽固醇，且能解酒毒。對患有高血壓病、血脂異常、冠心病、血管粥樣硬化、尿道感染、流行性腮腺炎、各種腫毒者尤為適宜。

(3)取新鮮芹菜250克，銀杏葉（乾品）10克。將銀杏葉洗淨，曬乾或烘乾，研成粗末，一分為二，裝入綿紙袋中，封口掛線，備用。將新鮮芹菜擇洗乾淨，保留葉、莖及連葉柄的根部，切碎，放入果汁機中，快速絞榨取汁，備用。每日2次，每次取銀杏葉袋放入杯中，加適量芹菜汁，用沸水沖泡，加蓋，悶15分鐘，代茶頻頻飲用，每袋可連續沖泡3～5次。當日飲完。具有平肝降壓、調脂減肥、清熱解毒、通便排毒的功效。

**小叮嚀**

　　人們如果誤食有毒食物，常常會噁心嘔吐。食用不乾淨、腐敗的食物以及有毒的食物，噁心嘔吐往往是最早出現的反應。另外，如果飲食不當，如暴飲暴食、酗酒、多吃生冷或辛辣刺激性食物，也會引起噁心嘔吐的保護性反應。

## 妙用竹筍可排毒

**妙招 26**

　　竹筍，俗稱毛竹筍，古人稱之為「竹萌」、「竹胎」，為禾本科多年生常綠植物毛竹或同科各種竹子的幼苗或嫩莖或短縮肥大芽，所以又有竹筍的雅稱。

**排毒妙用**

　　中醫認為，竹筍性微寒，味甘，具有清熱消痰、利膈爽胃、消渴益氣的功效。唐代名醫孫思邈在《千金要方》中說，「竹筍性甘寒，

無毒，主消渴，利水道，益氣力，可久食」；李時珍在《本草綱目》中歸納竹筍的功用時說，竹筍「治消渴、利水道、益氣、祛痰、爽胃」。據《綱目拾遺》記載，竹筍「利九竅，通血脈，化痰涎，消食脹」；另據《食物宜忌》記載，竹筍「消痰，清腸，透毒，解酲，發痘疹」。以上的論述有不少涉及眼、耳、鼻、口，以及顏面皮膚的養護，並且，益氣通血脈，透毒發痘疹等均與排毒去毒、養顏美容直接聯繫在一起，其寓意是很深刻的。

竹筍含有較強吸附油脂能力的纖維，當食用一定數量的竹筍後，竹筍中的纖維素可促進腸道蠕動，幫助消化，消除積食，清除糞毒，為排毒去毒佳品。同時，食物中的油脂會不斷地被竹筍纖維吸附，隨糞便排出體外，從而降低胃腸黏膜對脂肪的吸收和蓄積。臨床觀察證實，肥胖者每天攝入50～100克竹筍，10天為一療程，連續服食5～10個療程，有較明顯的減肥效果，對一般人來說，經常食用竹筍，可以達到健身、排毒、養顏、減肥的目的，並保持體形健美。

**由於竹筍中含有大量的人體必需蛋白質、胺基酸、維生素、礦物質，對維持皮膚、黏膜、肌肉的營養，保持面部皮膚的細嫩十分有益。**由於竹筍含有較多的粗纖維及難溶性草酸鈣，平時胃腸道消化吸收不良的人，患有胃及十二指腸潰瘍、慢性胃炎、胃出血、尿道結石、肝硬化、食道靜脈曲張的人忌食。

## 排毒食譜

(1)取竹筍、萵苣各200克，麻油20克，白糖、低鈉鹽、生薑末各適量。將萵苣洗淨，去皮切成滾刀塊，竹筍也切成滾刀塊，一同在開水鍋內煮熟，撈出瀝乾水，裝碗內將精鹽、白糖、生薑末、麻油一起調勻，澆在筍塊上，拌勻裝盤即

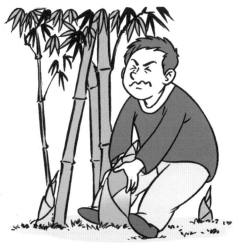

成。具有清熱化痰、利水消腫、潤腸通便、降脂減肥的功效。

(2)取鮮竹筍250克，乾香菇50克，菠菜、蒜苗各10克，精鹽、黃酒、太白粉、麻油各適量。將香菇洗淨，放入碗中加水100克，上籠用大火蒸約30分鐘，取出，湯汁留用。香菇切成薄片，放入涼開水中浸泡。鮮生筍剝去殼，切成3公分長的斜刀片，投入沸水中燙熟，撈出，瀝淨水。菠菜、蒜苗洗淨，均切成2.5公分長的段。炒鍋上大火，加入清水250克，倒入蒸香菇的原汁及低鈉鹽、黃酒，待燒沸後，下入香菇燙透撈出，盛入湯碗的一邊。然後將竹筍下入炒鍋燙透撈出，盛入湯碗的另一邊，與香菇對稱。最後下入菠菜及蒜苗燒沸，撇淨浮沫，用太白粉勾薄芡，澆入湯碗中，淋上麻油即成。具有清熱化痰、利水消腫、潤腸通便、降脂減肥的功效。

**小叮嚀**

急性感染，急、慢性中毒，大都會造成劇烈的頭痛。這種頭痛一般由病毒等侵犯神經引起。高血壓也會出現頭痛，這與血液內積聚過多的二氧化碳等有毒物質有關。腦炎、腦膜炎等侵害顱內，也會引起劇烈頭痛。

**妙招 27**

# 妙用冬瓜可排毒

冬瓜為葫蘆科冬瓜屬一年生蔓性草本植物冬瓜的果實，又稱水芝、東瓜、白瓜、枕瓜、地芝等。冬瓜肉質細嫩，味清淡，適宜熟食。以瓜身周正、皮老堅挺、有全白霜、無疤痕畸形、肉厚的為好。冬瓜以瓜皮深綠色，瓜瓤空間較大，並有不少成形的瓜子為老瓜。

## 排毒妙用

冬瓜性微寒涼，味甘淡，具有清熱毒、利小便、止渴除煩、袪濕解暑、解魚毒等功效。適用於水腫、脹滿、腳氣、暑熱、糖尿病、癰腫等。冬瓜入藥，早在《神農本草經》中就有記載：「令人悅澤好顏色，益氣不饑。久服，輕身耐老。」《本草圖經》說：「冬瓜仁亦堪單作服餌，又研末作湯飲，及作面脂藥，並令人好顏光澤。」晉代葛洪、唐代孫思邈等醫藥學家在著作中也有不少關於冬瓜仁能排毒美容的記載。冬瓜肉外用，可治療痱毒，有利於皮膚養護，且可潤澤美容。《本草再新》認為，冬瓜皮「走皮膚，去濕去毒，追風，補脾瀉火」。用冬瓜皮煎湯外洗，並內服，一日數次，可治療過敏性皮膚疾患，如瘙癢症、蕁麻疹等皮膚熱毒之症，充分說明冬瓜有去膚毒作用。

**現代研究證實，冬瓜肉不含脂肪，含鈉量低，所含糖類物質也極少，是身體肥胖、體態臃腫之人理想的佐餐佳餚，經常食用，可以減肥，尤其是利於婦女保持體形健美。**據分析，每100克鮮冬瓜含鉀量為135毫克，含鈉9.5毫克，這種高鉀低鈉的佳蔬對需要低鈉鹽食物的腎臟病、高血壓病、浮腫患者大有益處，具有良好的利尿排毒作用。冬瓜含有排毒減肥物質——葫蘆巴鹼和丙醇二酸，可在體內有效地阻止糖類轉化為脂肪而有排毒減肥效果。冬瓜果皮含蠟類及樹脂類物質，人體試驗應用中口服冬瓜皮煎湯，短期內可使排尿量增加，而且，冬瓜皮和肉中含有豐富的維生素$B_1$、$B_2$。維生素B群能使食物中的澱粉和糖類不轉化為脂肪。因此，冬瓜有良好的減肥排毒、美容護膚作用。冬瓜中含有的粗纖維對於人體胃腸有很好的調節作用，是胃腸排毒的佳品。

對多數人來說，不必拘泥於此，冬瓜含水分多，味道清淡，在家庭用膳中可以透過燒、燴、蒸、羹、湯等方法，與味重且具護膚美容功效的物料配合，做出多種名菜及家常菜餚，可充分地發揮其排毒去毒、益氣補脾、潤澤祛濕、抗衰美容的保健作用。

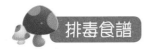

### 排毒食譜

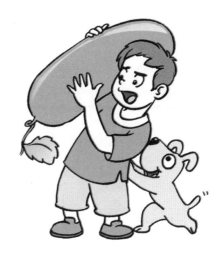

(1)取水發口蘑（磨菇）100克，冬瓜500克，低鈉鹽、黃酒、植物油、豆芽湯、太白粉各適量。將冬瓜去皮、瓤後洗淨，下沸水鍋煮熟，然後撈出放涼水中浸涼，切成塊。水發口蘑去雜洗淨。炒鍋上火，放入植物油燒熱，放入豆芽湯、口蘑、冬瓜塊、低鈉鹽、黃酒，大火燒沸後改用小火燉燒至冬瓜、口蘑入味，用太白粉勾芡即成。具有健脾開胃、滋陰潤燥、抗衰老、防癌抗癌、抗病毒的功效。常吃可清除、排出體內垃圾與毒素。對高血壓病、血脂異常、病毒性肝炎者尤為適宜。

(2)取冬瓜200克，紫菜2張，蝦米15克，鮮湯、低鈉鹽、黃酒、蔥薑汁、胡椒粉、太白粉、麻油各適量。將冬瓜去皮，洗淨，切成3公分長的細絲，入沸水中略燙撈出，控水後加入少許低鈉鹽略醃。蝦米剁成末，放入冬瓜絲中。紫菜每張切成4小張，抹少許太白粉。將冬瓜絲、蝦米末拌勻理齊，放在紫菜一端，然後將紫菜捲成卷。將紫菜冬瓜卷放籠上蒸10分鐘取出，用刀切成5公分長的段，放入盤中。鍋上火，倒入鮮湯、蔥薑汁、蒸紫菜冬瓜卷的原汁、精鹽、黃酒、胡椒粉燒沸，撇淨浮沫，用太白粉勾稀芡，淋上麻油攪勻，澆淋在盤內的紫菜冬瓜卷上即成。具有清熱解毒、利尿消腫、祛濕解暑、降壓減肥的功效。常吃可減肥美容，阻止脂毒在體內堆積，排毒去尿毒，消除皮膚熱毒之症。對有腎炎、水腫、腳氣、暑熱症、糖尿病、單純性肥胖症、皮膚感染者尤為適宜。

**小叮嚀**

平時飲食不潔或食用生冷、變質食物會引起食物中毒，導致急性胃腸炎、細菌性痢疾、霍亂等。這些疾病，大都會出現腹痛、腹瀉等症狀。

## 妙用洋蔥可排毒

妙招
**28**

洋蔥，又名蔥頭、玉蔥等，為百合科二、三年生或多年生草本植物洋蔥的鱗莖。洋蔥具有撲鼻的香氣，是深受人們喜愛的一種蔬菜。紫色洋蔥通常辣味不太濃，可以生吃；深茶色洋蔥辛辣味濃，宜煮食。

**排毒妙用**

中醫認為，洋蔥性溫，味辛辣，具有溫肺化痰、解毒殺蟲的功效。適用於腹中冷痛、宿食不消、高血壓、高血脂、糖尿病等。

現代研究證實，洋蔥中含有一種洋蔥精油，可降低血脂異常患者的膽固醇，提高血脂異常患者體內纖維蛋白溶解的活性，對改善動脈粥樣硬化很有益處。健康男性口服60克油煎洋蔥，能抑制高脂肪飲食引起的血漿膽固醇升高，並使纖維蛋白溶解活性下降，故可用於動脈粥樣硬化症。洋蔥中含有的二烯丙基硫化物、烯丙基二硫化物和硫胺基酸、蒜氨酸等具有降低膽固醇和血脂的作用。洋蔥中含有前列腺素A，能降低人體外周血管阻力，降低血壓，並使血壓穩定，對脆性的血管有軟化作用，且具舒張血管的功能，對兒茶酚胺等升壓物質有對抗作用，還能促進鈉鹽排泄，對降低血脂、降低血壓，並對防治心血管疾病有一定療效。因此，**洋蔥是血脂異常患者及有高血壓病、冠心**

**病者的佳蔬良藥。**脂肪代謝異常可造成總膽固醇、三酸甘油、低密度脂蛋白增高，而「血管清道夫」——高密度脂蛋白下降，這便是「脂毒」，可引起冠心病、中風等多種疾病。洋蔥等食物有良好的去脂毒作用。

洋蔥在加工時，常有刺激性氣體散發出來，直沖眼睛時會使人流淚不止，因此，在切洋蔥絲時宜浸水後操作。為了保持其有效成分不流失，烹飪中宜急火快炒，或在其他配菜製作好的情況下，再將洋蔥絲等一起放入，快炒片刻即成。食用洋蔥過多易產生氣體，引起腹部脹氣，其氣味令人不舒服。凡肺胃有熱、陰虛及目昏者，應慎食洋蔥。

## 排毒食譜

(1)取洋蔥酒20CC，蘋果100克，鮮牛奶200CC。洋蔥酒製作方法：將新鮮洋蔥200克去雜，清洗後，晾乾，切成細絲，浸入500CC米酒中，加蓋密封，每日震搖1次，7日後即可應用。將蘋果洗淨，去外皮及核，切成小塊，與鮮牛奶一起放入家用果汁機中，快速攪成漿汁，倒入杯中，調

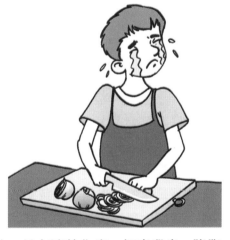

入洋蔥酒，拌勻即成。每日早、晚分飲。具有清熱化痰、解毒殺蟲、降脂降壓、活血降糖的功效。常吃可調節脂肪代謝，產生「血管清道夫」作用。對有冠心病、血脂異常、高血壓病者尤為適宜。

(2)取洋蔥150克，天花粉10克，粟米100克。將洋蔥剝去外皮，切去根、頭，洗淨後用溫開水沖一下，切成細絲，放入碗中，用少許低鈉鹽醃漬15分鐘，備用。將天花粉洗淨後，曬乾或烘乾，研成極細末，待用。將粟米淘洗乾淨，放入砂鍋，加水適量，大火煮沸後，改用小火煮30分鐘，調入天花粉細末，繼續煮20分鐘，待粟米酥爛，加入洋蔥絲，大火煮5分

鐘。早晚分食。具有清熱化痰、解毒殺蟲、降脂降壓、活血降糖的功效。

(3)取洋蔥200克，植物油、醬油、香醋、低鈉鹽各適量。將洋蔥洗淨，切成細絲，備用。鍋置火上，加植物油用大火燒至八分熱，放入洋蔥絲翻炒，加醬油、醋、低鈉鹽等調料各少許，拌炒均勻即成。具有清熱化痰、解毒殺蟲、降脂降壓、活血降糖的功效。

**小叮嚀**

　　發熱是指體溫超過37.5℃以上，超過39℃以上稱為高熱。細菌、病毒、螺旋體、支原體、衣原體、真菌、寄生蟲等生物病原體引起的各種感染，均會出現發熱症狀。手術、燒傷、嚴重外傷以及癌症、血液病等造成的體內大量組織壞死，也會導致發熱。其他如中暑（暑毒）、風濕病、腦外傷等也會引起發熱。

**妙招 29**

# 妙用胡蘿蔔可排毒

　　胡蘿蔔，又名紅蘿蔔、黃蘿蔔、丁香蘿蔔、金筍等，為傘形科一年生或二年生草本植物胡蘿蔔的根。胡蘿蔔因有一種似野蒿的特殊藥味，民間俗稱為藥性蘿蔔。β-胡蘿蔔素是維生素A和視紫質的前身，攝入人體後會轉化為維生素A，可維護眼睛和皮膚的健康，所以，胡蘿蔔又有「光明天使」、「皮膚食品」的美譽。

**排毒妙用**

　　中醫認為，胡蘿蔔性平，味甘，具有健脾、化滯、下氣、補中、利胸膈腸胃、安五臟等功效。《本草綱目》說，胡蘿蔔「甘、辛，微溫。無毒。下氣補中，利胸膈腸胃，安五臟，令人健食，有益無

損」。

　　胡蘿蔔又被稱為「排毒食物」。研究發現，胡蘿蔔有加速排出人體汞離子的功能。胡蘿蔔素中所含的果膠，能與汞結合，降低汞離子的濃度。經常服食胡蘿蔔可減輕由於汞中毒所誘發的口腔炎，牙齦炎，齒齦紅腫、糜爛、出血、潰瘍形成，齒槽積膿，牙鬆動及舌、眼瞼震顫和全身反應等症狀。

　　**胡蘿蔔可增強人體抵抗力，在消化系統、內分泌系統、神經系統以及抗癌方面也有重要作用，是身體健康不可缺少的物質。**

　　胡蘿蔔素歸屬脂溶性食物營養素成分，吃胡蘿蔔時需配上油脂類食品。烹製熟胡蘿蔔時，不宜加食醋，以減少對胡蘿蔔素的破壞作用。一般而言，每日吃100～150克胡蘿蔔即有健體和美容的作用，吃得太多，會使皮膚呈橘黃色，但停食後1～2天便會消失。

## 排毒食譜

(1)取蘑菇、蔥頭各100克，胡蘿蔔、牛油各50克，牛肉湯、米各150克，低鈉鹽、香菜葉各適量。將蘑菇洗淨後放入沸水中汆燙，撈出瀝乾水，切成丁。胡蘿蔔、蔥頭分別洗淨，切成丁，放入鍋中，加牛油、香菜葉燜透。湯鍋上火，將牛肉湯倒入鍋中，放入燜熟的胡蘿

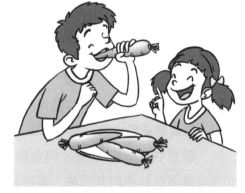

蔔、蔥頭及湯汁，倒入蘑菇、低鈉鹽和淘洗乾淨的米，煮熟即成。具有補氣養血、開胃助食、防癌抗癌的功效。常吃可促進新陳代謝，排泄體內廢物及毒素，防治腫瘤，防治血脂異常與動脈粥樣硬化症。

(2)取胡蘿蔔500克，香菜20克，花椒、蔥、生薑、低鈉鹽、黃酒、植物油各適量。將胡蘿蔔洗淨，切成細絲。蔥、生薑洗淨，切成絲。香菜洗淨，切成段。炒鍋上火，放油燒至四分熱，先放入花椒炸出香味，再放入

蔥花、生薑絲、胡蘿蔔絲翻炒，然後加入黃酒、低鈉鹽，炒至斷生時加入香菜梗，翻炒即成。具有健脾養胃、明目潤燥、排毒養顏、防癌抗癌的功效。常吃可增強機體防癌抗癌免疫力，排去菸毒，減少肺癌、口腔癌發病率，保護眼睛，增強視力和呼吸道抵抗力，降低血液中汞離子濃度，加速體內汞離子排出。

**小叮嚀**

　　　脂肪（脂毒）在體內積聚過多會造成肥胖。在人體中，食物所包含的熱量一旦超過消耗量，多餘的熱量就會轉化為脂肪，儲存於組織下，造成肥胖。食量大的人，喜歡甜食、煎炸食品的人以及嗜酒者，大多會出現肥胖現象。

# 妙用蘆蒿可排毒

**妙招 30**

　　蘆蒿又名蔞蒿、香艾、水艾等，為菊科多年生植物，蘆蒿以鮮嫩莖稈供食用，清香、鮮美，脆嫩爽口。蘆蒿有白蒿、青蒿等多種種類，青蒿是蘆蒿中的珍品，人工種植的即青蒿。

　　蘆蒿在古代已成為人們食用之菜，在北魏《齊民要術》及明代《本草綱目》中均有記載，專吃它的莖部。它有一種濃郁的清香味，口感外脆，裡糯、嫩，很少有纖維感。

**排毒妙用**

　　中醫認為，蘆蒿味甘，性寒，具有清熱解毒、疏肝利膽、平肝明目、通利大便、促進食欲、養顏烏髮、排毒等功效。適用於瘡癤等皮膚化膿性感染、慢性肝炎、膽囊炎、急慢性結膜炎、食欲減退、厭

食症、痤瘡、面部色素沉澱、習慣性便祕等病症。《本草綱目》中記載：「蘆蒿葉、莖、根、子，氣味苦寒，無毒。主治疥瘙、痂癢、惡瘡、殺虫，治留熱在骨節間，明目。」

中醫認為，皮膚急性感染均為熱毒所引起，治療均需清熱解毒或清火解毒，多吃蘆蒿有良好的防治皮膚感染性病症的功效，特別對預防、減少夏季暑癤有明顯作用。長期便祕對健康危害很大，可以誘發多種疾病。蘆蒿中含有較多的膳食纖維，可使大便變得柔軟和通暢，使便祕得以緩解。如果每天能輕輕鬆鬆地排便一次，至少可使外界侵入的毒素和體內自身產生的毒素排出20％以上。所以蘆蒿也是一種排毒佳蔬。蘆蒿有良好的清肝、抗病毒、排毒作用，所以對急慢性病毒性肝炎遷延期、恢復期，均有較好的康復效果。

總膽固醇、三酸甘油、低密度脂蛋白增高、高密度脂蛋白降低是當前血脂異的常見的四項檢查異常，過去稱為「高血脂症」。出現脂質代謝異常是「脂毒」在作祟。脂毒可導致脂肪肝、脂肪痢、肥胖症、高血脂、動脈粥樣硬化症等疾病。蘆蒿所含的大量纖維素，吃入體內後，可吸附大量的脂肪和膽固醇，攜帶排出體外，若能經常食用鮮蘆蒿或蘆蒿乾，對排去「脂毒」十分有利，對「脂毒」引起的「富貴病」有直接預防和治療作用。

由於蘆蒿含膳食纖維較多，所以有胃疾及十二指腸潰瘍、身體消瘦的人不可一次食用過多。

## 排毒食譜

(1)取蘆蒿250克，香乾（豆腐乾）2塊，植物油、低鈉鹽各適量。將香乾切絲，蘆蒿去葉掐老梗，再掐成寸段。鍋內熱油，六分熱時，先下香乾翻炒，然後倒入蘆蒿。炒至蘆蒿呈翠綠色

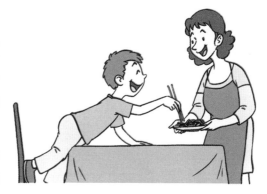

時，加入低鈉鹽調味，炒勻即可起鍋。佐餐食用。具有清熱解毒、疏肝利膽、平肝明目、通利大便、促進食欲、養顏烏髮、排毒等功效。

(2)取蘆蒿250克，豬肉絲30克，辣椒、香乾、蔥、薑、低鈉鹽、雞精各適量。將蘆蒿洗淨切段汆水待用；辣椒切絲，香乾切絲。鍋內放油煸香蔥、薑，肉絲加少許生抽（醬油的一種）提鮮，和蘆蒿、香乾一起放入煸炒，最後加辣椒絲、雞精、低鈉鹽煸炒出鍋即可。具有清熱解毒、疏肝利膽、平肝明目、通利大便、促進食欲、養顏烏髮、排毒等功效。

(3)取蘆蒿300克，雞絲50克，豆皮（泡好）30克，木耳（泡發好）50克，植物油、白酒、太白粉、低鈉鹽、雞精各適量。將雞絲中加入鹽、白酒、太白粉拌勻後，醃漬15分鐘；木耳、豆皮切絲；蘆蒿折成小段；鍋燒熱加入植物油至八分熱，倒入雞絲快炒至七分熟盛出；放入豆皮、木耳翻炒，聽見輕微的爆裂聲時加入蘆蒿快炒；待蘆蒿變成青綠色時放入雞絲炒熟後加鹽、雞精即可。具有清熱解毒、疏肝利膽、平肝明目、通利大便、促進食欲、養顏烏髮、排毒等功效。

**小叮嚀**

痛風是由於嘌呤代謝紊亂導致的高血尿酸之毒引起的疾病。其發病原因，一方面是攝入了過多的高嘌呤食物，另一方面是尿酸增加或排出減少。這種病能增高血液中的尿酸，使之不能及時排泄，沉積在關節、皮下組織或腎臟部位而發病。

【注】蘆蒿是一種江南普遍生長，台灣過去卻未曾記錄的水草。如今把它視為新興蔬菜，大力推廣。蘆蒿葉子很像艾草，揉其葉也釋出相似的氣味，只是略強了些。但艾草葉子生長較為隱密，裂葉多，廣泛分布於鄉野。

# 妙用蒲公英可排毒

妙招
31

蒲公英為菊科蒲公英屬植物蒲公英或鹼地蒲公英的全草。明代《救荒本草》、《野菜譜》等古書中早已收載，尤以春日尚未抽薹開花者，十分柔嫩，可以拌、熗、炒來當菜吃，此時苦味也很少。

## 排毒妙用

中醫認為，蒲公英味甘、苦，性寒，具有清熱解毒、消癰散結的功效。主治疔瘡腫毒、乳癰、瘰癧、目赤、咽痛、肺癰、腸癰、濕熱黃疸、熱淋澀痛等熱毒之病症。《本草新編》指出：「蒲公英亦瀉胃火之藥，但其氣甚平，既能瀉火，又不損

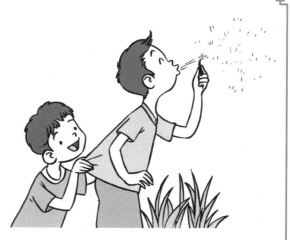

土，可以長服久服而無礙。凡係陽明之火起者，俱可大劑服之，火退而胃氣自生。」

現代研究證實，蒲公英煎劑或浸劑對金黃色葡萄球菌、溶血鏈球菌、卡他雙球菌、肺炎鏈球菌、腦膜炎雙球菌、白喉桿菌、變形桿菌均有明顯的抑制作用。所以，臨床對急性上呼吸道感染、扁桃腺炎、腮腺炎、急性乳炎有顯著的效果；對多種皮膚化膿性感染，不論內服還是外敷，也均有顯效；對急性結膜炎、眼瞼炎、麥粒腫、中耳炎等五官科炎症，對頷下腺及頷下軟組織炎、頸背蜂窩組織炎、燒傷感染，同樣有良好療效。

蒲公英有利膽、保肝、解毒排毒作用。有學者採用蒲公英注射液

或蒲公英乙醇提取物十二指腸給藥，能使麻醉大鼠的膽汁分泌量增加40％以上，係為對肝臟的直接作用所致。蒲公英還可以抗病毒、排病毒，臨床對流行性腮腺炎、乳腺炎等病有效。蒲公英多糖部分有抗腫瘤作用。蒲公英煎劑在體外能顯著提高人體外周血淋巴細胞母細胞的轉化率，從而證實可以增強免疫系統功能。

蒲公英具有緩瀉作用，內服後可增加大便次數，使糞質變溏，所以具有清腸排糞毒功效。經臨床觀察，還對多種熱毒引起的肛腸疾病及前列腺疾病有消除或緩解熱毒的作用。煎水內服或煎水熏洗可以治療痔瘡出血、內痔嵌頓、血栓外痔、炎性外痔、肛管炎、肛竇炎及輕度前列腺炎、前列腺增生。蒲公英具有清熱通淋，利尿排除尿毒的作用，對腎盂腎炎、尿路感染及膀胱熱毒之症有明顯效果。

部分人食用蒲公英可見腸道不適，如噁心、嘔吐、腹部不適及輕瀉，所以脾胃虛寒，大便稀溏者慎食。

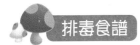 排毒食譜

(1)取夏枯草、蒲公英各15克，益母草20克，雞蛋2顆，紅糖50克。將夏枯草、蒲公英、益母草裝入紗布袋內，紮緊口袋，置砂鍋內，加水適量，大火煮沸，打入雞蛋，加紅糖，改小火燉60分鐘，將湯、蛋倒入大碗中。吃蛋，喝湯。每日早晚各1次。具有清熱解毒、化瘀消腫的功效。

(2)取蒲公英15克，橄欖50克，蘿蔔100克，白米50克。將蒲公英、橄欖、蘿蔔共搗碎，裝入紗布袋，加水適量，水煎20分鐘，去渣後與清洗乾淨的白米一同煮粥。早晚餐食用。具有清熱解毒、消腫止痛的功效。

(3)取黃瓜、米各50克，新鮮蒲公英30克。將黃瓜洗淨切片，蒲公英洗淨切碎。米清洗後先入鍋中，加水1,000CC，如常法煮粥，待粥熟時，加入黃瓜、蒲公英，再煮片刻，即可食之。早晚餐食用。具有清熱解毒、利腸消腫的功效。

**小叮嚀**

便祕是指便質乾燥堅硬，祕結不通，排便間隔時間延長或雖有便意而排出困難。平時飲食不均衡，食物中的膳食纖維太少，喝的水過少，出口梗阻，高血糖、低血鉀、鉛中毒、汞中毒等代謝和內分泌疾病，都會造成便祕。

# 妙用黃豆芽可排毒

妙招 32

黃豆芽，又名豆芽菜，或稱豆芽，俗稱黃卷，為豆科一年生草本植物大豆成熟種子經潤濕發芽而成。黃豆芽原料來自大豆，來源廣泛，價錢便宜，菜質細嫩，吃起來清香可口，是受人喜愛的大眾化蔬菜。

## 排毒妙用

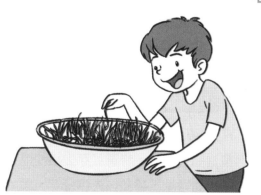

中醫認為，黃豆芽味甘，性寒涼，具有補益氣血、清熱解毒等功效。適用於高血脂症、糖尿病、急性支氣管炎、產後缺乳、暑熱症、厭食症、習慣性便祕等。《神農本草經》中記載：「大豆黃卷（即指黃豆芽）味甘、性平，主濕痺筋攣膝疼。」黃豆芽兼有健脾寬中、潤燥消水、解毒除癰等功效。

現代研究證實，黃豆在發芽過程中，胰蛋白酶抑制劑大部分被

降解破壞。黃豆芽的蛋白質利用率較黃豆要提高10％左右，另外，在發芽過程中易引起腹脹的棉籽糖、鼠李糖、水蘇糖等寡糖急劇下降乃至全部消失，這就避免了吃黃豆後腹脹現象的發生。黃豆在發芽過程中，由於酶的作用，更多的鈣、磷、鐵、鋅等礦物質元素被釋放出來，這又增加了人體對黃豆中礦物質的利用率。黃豆發芽後，除維生素C、胡蘿蔔素、維生素$B_2$、菸酸增加2倍多，葉酸也成倍增加。近年發現豆芽中含有一種干擾素誘生劑，能誘生干擾素，增加體內抗病毒、抗癌毒的能力。

黃豆芽中所含的葉綠素，有抑制食物中毒素和防治癌症的作用。黃豆芽可作為癌腫放療、化療時的輔佐飲食。黃豆芽中含有一種酶，可阻礙致癌物質亞硝胺在體內的合成，產生抑毒、排毒的效果。黃豆芽中所含的較多的維生素C、胡蘿蔔素、維生素B群、維生素E等都具有防治癌症的作用。黃豆芽中含有的微量元素硒，可抑制致癌因素的過氧化物及自由基的形成，阻斷致癌物質與細胞內去氧核糖核酸（DNA）的結合，有明顯的防癌作用。黃豆芽中含有較多量的木質素（纖維素），能啟動巨噬細胞，提高消滅癌細胞的能力達2～3倍。黃豆芽可通利大便，排去糞毒。此外，黃豆芽還有利尿解毒作用，可以清排尿毒。

化肥催生的豆芽對人體健康有害。黃豆芽性寒涼，脾胃虛寒者忌食。

### 排毒食譜

(1)取黃豆芽250克，豬血250克，蒜頭2瓣，黃酒、低鈉鹽、蔥、生薑、植物油各適量。將黃豆芽去根洗淨。豬血切成小方塊，漂洗乾淨。鍋上火，加油適量，燒熱後先爆蒜茸、蔥、生薑，下黃豆芽煸炒，加少量水燒透，再放入豬血燒開，調味即成。佐餐食用。具有健脾開胃、滋陰潤燥、抗衰老、防癌抗癌、抗病毒的功效。常吃可清除、排出體內垃圾與毒素。對高血壓病、血脂異常、病毒性肝炎者尤為適宜。

(2)取無沙紫菜20克，黃豆芽250克。將紫菜撕碎，與洗淨的黃豆芽同入鍋中，加水適量，大火煮沸後，改小火煮10分鐘，加大蒜末、低鈉鹽、芝麻油適量，拌勻即成。佐餐食用。具有益氣補中、消除疲勞、利尿解毒、防癌抗癌的功效。

**小叮嚀**

各種腦炎、腦膜炎、腦膿腫，以及一氧化碳中毒、尿毒症、糖尿病、中暑、有機磷中毒、巴比妥中毒、乙醇中毒等，都會造成煩躁、昏迷。

## 妙用七葉膽可排毒

妙招 33

七葉膽，又名甘茶蔓、五葉參等，為葫蘆科多年生藤本攀援植物，七葉膽的根莖或全草，為藥食兩用之品。我國民間應用七葉膽益壽強身的歷史悠久，其源可上溯到春秋戰國時期。

### 排毒妙用

中醫認為，七葉膽性平，偏涼，味微苦，歸脾、胃、肺經，有益氣補脾、排毒去毒、扶正抗癌、化痰降濁等功效。血毒包括血糖高之毒、血脂高之毒（又稱脂毒）、血黏稠之毒、高血尿酸之毒、肌毒、腦毒和癌毒。血毒積瘀於血液中，不能溫養四肢，而致周身疾病。血毒是心腦血管疾病的罪魁禍首。一切疾病的根源，就在於人的機體在血液中滯積了各種垃圾。血毒是潛藏在人體內的隱形殺手，並時時刻刻威脅著人的健康，而七葉膽對各種血毒均有一定排毒、清毒、去毒功效。

現代研究證實，七葉膽能降血脂、降血壓、增加冠狀動脈和腦血流量，在防治動脈粥樣硬化症、高血壓病、冠心病、中風、糖尿病以及肥胖症等方面療效顯著。臨床研究中，用七葉膽沖劑對42例高血脂症患者治療1個月，血清膽固醇和三酸甘油明顯降低，高密度脂蛋白有所提高。對膽固醇、$\beta$脂蛋白的代謝有促進作用，長期服用能加速脂類代謝，但又未超越正常範圍，這種改變可能是加速膽固醇轉成維生素D及膽汁酸和高密度脂蛋白的合成。而且，七葉膽的顯著降脂作用與抑制脂肪細胞產生游離脂肪酸及合成中性脂肪有關。

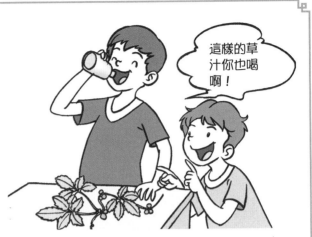

這樣的草汁你也喝啊！

### 排毒食譜

(1)取七葉膽15克，決明子30克，槐花10克。先將七葉膽、決明子、槐花分別揀雜，七葉膽切碎、決明子敲碎，與槐花同入砂鍋，加水煎煮30分鐘，過濾，去渣取汁，對入少許蜂蜜，拌勻即成。早晚2次分服。具有益氣補脾、排毒去毒、防癌抗癌、解熱止咳、降壓降脂的功效。

(2)取七葉膽10克，綠茶2克。將七葉膽烘焙去腥味，研為粗末，與茶葉一同放入茶杯中，用沸水沖泡，加蓋燜10分鐘。代茶頻頻飲用，一般可沖泡3～5次。

# 妙用核桃仁可排毒

妙招 34

核桃仁為核桃的核仁，又名胡桃仁，合桃仁、羌桃仁。核桃仁是我國傳統的滋補潤腸佳品，主要用於內服補益臟腑，潤腸通便、排糞毒、滋潤皮膚、光澤毛髮。

## 排毒妙用

中醫認為，核桃仁性溫，味甘，具有補腎固精、溫肺定喘、潤腸等功效。核桃不僅具有補益延年的作用，而且還有排毒美容、潤膚烏髮的功能，是食用方便，效果顯著的排毒美容佳品。《開寶本草》中記「食之令人肥健，潤肌，黑鬚髮」。唐代孟詵說：「常服令人能食，骨肉細膩光滑，鬚髮黑澤，血脈通潤。」《醫學衷中參西錄》指出：「為其能補腎，故能固牙齒，烏鬚髮。」

核桃仁所含植物脂肪中的亞油酸是人體理想的肌膚美容營養品，缺少它，皮膚可能發生增厚乾燥現象。核桃仁還含有豐富的維生素A、維生素E，可以增強皮膚的抵抗力，延緩皮膚的衰老，減少「老年斑」產生。核桃仁具有多種不飽和與單一非飽和脂肪酸，能降低膽固醇含量，可以排脂毒，並能潤腸通便，促進體內毒素排出。

核桃仁對人與動物體內外脂質過氧化有抑制作用。核桃仁含有豐富的維生素E、維生素A及維生素B群，在抗氧化、清除自由基、穩定

膜結構方面發揮重要作用；核桃仁還含有鋅、鎂等微量元素，對自由基的清除及提高超氧化物歧化酶活性有一定的促進作用。因此，核桃仁作為天然抗衰老、抗氧化食品應受到重視。每天飯後吃核桃，能消除油膩食物引起的動脈疾病。核桃比橄欖油含有更多有利於健康的化學成分，核桃能更有效地減低動脈硬化並保持血管彈性，因而，每天吃點核桃（2～3個），有利於健康。核桃在降低膽固醇的同時，還能促使血管保持彈性和柔軟性。研究發現，核桃中含有精胺酸，在體內能產生出一種氮氧化物，以保持血管的柔韌性。

核桃仁富含油脂，大便稀溏、肥胖症者慎食。

### 排毒食譜

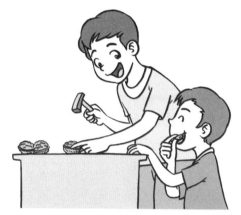

(1)取白果汁、梨汁、鮮藕汁、甘蔗汁、淮山藥汁、霜柿餅、生核桃仁、蜂蜜各120克。霜柿餅搗成膏，生核桃仁搗如泥，蜂蜜置鍋內稀釋後，先將柿餅膏、生核桃仁泥、淮山藥汁加入攪勻，將其餘四汁加入，用力攪勻，收貯瓷罐，每服1～2茶匙，食用時開水和服，病輕少服，病重多服。具有清熱解毒、化瘀抗癆的功效。

(2)取韭菜400克，核桃仁350克，麻油、低鈉鹽各適量。將核桃仁除去雜質，放入麻油鍋內炸黃；韭菜洗淨，切成長3公分的段；將韭菜倒入核桃鍋內翻炒，加低鈉鹽少許，煸炒至熟透即成。具有溫腎壯陽、補氣滑腸、通便排毒的功效。

### 小叮嚀

皮膚粗糙是指皮膚毛孔較大，看上去凹凸不平，摸上去不細嫩。本病往往是血液酸性偏高造成的。平常人們食用的魚、肉、

禽、蛋等都是酸性食物，會增高體內和血液中的乳酸、尿酸含量，侵蝕表皮細胞，使皮膚失去細膩和彈性。

# 妙用杏仁可排毒

妙招
35

杏仁，為薔薇科落葉喬木植物山杏、西伯利亞杏、東北杏等的乾燥成熟種子。夏季採收成熟果實，除去果肉，敲碎果核，取出種子，曬乾即可。

## 排毒妙用

甜杏仁性平味甘，具有潤肺平喘的功效，適用於虛勞咳喘、腸燥便祕等。苦杏仁性溫味苦，有毒，具有祛痰止咳、平喘、潤肺的功效，適用於外感咳嗽、喘促胸滿、喉痹、腸燥便祕等。

杏仁的乾燥粉末能100％地抑制強致癌性真菌——黃麴黴菌和雜色曲黴菌的生長。經分離發現其有效成分為苯甲醛。杏仁所含的氫氰酸、苯甲醛、苦杏仁苷體外實驗證明，均有微弱的抗癌作用；若氫氰酸加苯甲醛、苦杏仁苷加 $\beta$ 葡萄糖苷酶均能明顯提高抗癌效力。苦杏仁苷也具有抗癌毒、防癌毒作用，可預防、治療二甲基亞硝胺誘導的肝癌，可使腫瘤病灶縮小。

杏仁對人體具有各種直接或間接的排毒去毒、防癌抗癌功能，經常適量吃點杏、杏乾或杏仁，對正常人，特別是對癌症患者是大有好處的。

杏仁內服有良好的排毒養顏、美容嫩膚、延年益壽作用。杏仁富含油脂，具有潤腸通便、排除糞毒的功效，臨床常用於腸燥便祕之人，對兼有咳嗽氣喘的便秘患者尤為適宜。

大便溏薄者忌服杏仁；還有，苦杏仁中含有2％～3％的苦杏仁苷，內服後被酶水解產生氫氰酸（有毒），因而應用不可不慎，不可生吃或一次不宜大量服食，據測定，小孩一次吃20粒苦杏仁，成人吃40～50粒，就會中毒。

### 排毒食譜

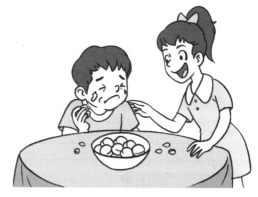

(1)取甜杏仁6克，綠茶3克。將甜杏仁用冷開水快速洗淨，打碎，倒入小鍋內，用中火燒沸後沖泡茶葉，加蓋燜5分鐘即可飲用。上、下午分飲。具有止咳化痰、潤腸排毒、防癌抗癌的功效。常吃可排除糞毒，防治習慣性便祕，對兼有咳嗽氣喘者尤為適宜。

(2)取甜杏仁250克，牛乳500CC，雞蛋清500克，玉米粉400克，白糖100克。將杏仁洗淨，放入開水中泡好，用漏勺撈出，去皮後搗爛，放入清水攪勻，使成漿狀，再將杏仁漿與玉米粉調勻。將白糖、牛乳、清水放入鍋中煮沸，再將杏仁、玉米粉漿下入鍋中，攪勻，煮熟待用。雞蛋清放入盆內，用筷打起。鍋上火，放入燒好的杏仁糊煮開，加入雞蛋清，用手勺拌勻，倒入抹好油的中盤內，然後放入烤爐中烤熟，取出晾涼後即成。當主食食用。具有止咳化痰、潤腸通便、防癌抗癌的功效。

### 小叮嚀

黃褐斑、雀斑多與日光或紫外線照射有關，春、夏時會加重。此病與熱毒傷害有關。痤瘡又稱「粉刺」、「青春痘」、「暗瘡」，常見於青春期青年。本病與皮脂增多、排脂受阻及細菌感染有關。食用脂肪、糖及辛辣刺激食物過多，會導致皮脂腺分泌異常，從而加重痤瘡。酒糟鼻，有人認為與毛囊蟲感染有關。與胃腸功能紊亂、情緒不穩、壓力過大、內分泌失調、病灶感染、嗜酒及過多食用辛辣刺激食物也有一定關係。

# 妙用香蕉可排毒

香蕉，俗稱蕉果，異名蕉子、中國矮蕉、梅花蕉等，有「綠色排毒水果」的雅號，它為芭蕉科多年生草本植物甘蕉的果實。香蕉供生食，原產中國南部，台灣、福建、廣東、廣西、雲南等地區廣為栽培，尤以廣東栽培最多，素有「南國香蕉」之美稱。香蕉以個大、肉多、清香、味甜糯者為佳。

## 排毒妙用

中醫認為，香蕉性寒，味甘，有清熱潤腸、解毒除煩、止渴潤肺等功效。李時珍在《本草綱目》中說，香蕉可「除小兒渴熱」。元人吳瑞在《日用本草》中記載，香蕉「生食破血，合金瘡，解酒毒，乾者解肌熱、煩渴」。《本草求原》也說：香蕉「止渴潤肺解酒，清脾滑腸；脾火盛者食之，反能止瀉止痢」。香蕉為潤腸通便、排糞毒佳品，對大便乾燥、習慣性便祕、排便不暢、痔瘡、肛裂等病有顯著療效。

吃香蕉有潤腸通便功效，可以淨除腸毒。吃外皮有點黑的香蕉更能排解人體內的毒性物質。香蕉中含有能排解人體內活性氧化物等毒性物質、提高免疫力的化學物質。但熟透的香蕉的血糖生成指數高於生香蕉，因此血糖高或者糖尿病患者盡量少吃。常食香蕉可以降低血壓，還可以治療動脈粥樣硬化及冠心病，特別對小兒高血壓有較好的療效。香蕉含鈉甚低而含鉀特高，每100克香蕉含鉀量高達472毫克，為果品中含量最高者，同時不含膽固醇，很適合高血壓病人食用。

香蕉性寒，並富含糖分，脾胃虛寒、胃酸過多者少食。急性腎炎、慢性腎炎復發患者禁食。

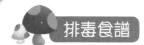
**排毒食譜**

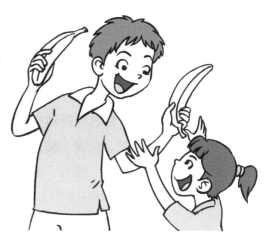

(1)取香蕉250克，雞蛋2顆，植物油、青紅絲、熟芝麻、麵粉、乾澱粉、白糖各適量。將香蕉洗淨，去皮後切成滾刀塊，蘸上麵粉。在雞蛋清裡加入太白粉，用筷子攪成糊狀，加入香蕉塊抓勻。炒鍋上火，放油燒熱，投入香蕉塊，炸至呈淺黃色，用漏勺撈出。原鍋上火，放入清水、白糖，用鍋鏟不斷攪動，炒至金黃色，並能拔出絲時，速放入炸好的香蕉塊，邊翻鍋邊加入青紅絲、芝麻，掛勻糖漿，出鍋盛入盤內即成。具有潤腸通便、清熱解毒、降血壓的功效。

(2)取香蕉500克，白糖、蜂蜜各30克，桂花醬2克，麻油25克，麵粉糊、植物油各適量。將香蕉剝去外皮，切成滾刀塊後在麵粉糊中拖過，炒鍋上中火，放油燒至七分熱，將香蕉逐塊下入油內，炸至發黃時撈出。另用炒鍋放麻油、白糖、桂花醬和清水稍燒，再放進香蕉，燒至汁濃時，盛入盤內，稍涼後調入蜂蜜即成。當點心食用。具有潤腸通便、清熱解毒、降血壓的功效。

**小叮嚀**

　　白癜風是一種有礙形象的色素障礙性皮膚病，主要表現為皮膚色素消失，呈純白色斑片，大小不等，形狀各異，界限清楚，邊緣有色素沉澱，患處皮膚知覺、分泌及排泄功能均正常。現代醫學認為，主要原因是皮膚的黑色素細胞內的酪氨酸酶不能把酪氨酸氧化成二羥基苯丙氨酸，而不能形成黑色素。精神創傷、神經功能障礙、內分泌失調均可誘發本病，有學者認為可能與患者自身免疫與神經因素有關。

妙招
37

# 妙用西瓜可排毒

西瓜，又稱夏瓜、水瓜、寒瓜等，為葫蘆科一年生蔓生草本植物西瓜的成熟果實。西瓜瓤多汁而甜，呈深紅、淡紅、黃或白色。

## 排毒妙用

中醫認為，西瓜性寒，味甘，入心、胃、膀胱經，有清熱解暑、除煩止渴、寬中下氣、利水消痰等功效。《本草綱目》認為，西瓜能「消煩解渴，解暑熱，療喉痹，寬中下氣，利小便」。此外，西瓜能解酒毒，保護肝臟。西瓜皮（俗稱翠衣）、西瓜子仁，與西瓜一樣，也有較好的防治高血壓病作用。《本草再新》說，西瓜皮「能化熱除煩，去風利濕」。

現代研究證實，西瓜子仁含有尿素酶等成分，有利尿排毒作用；還含有一種皂苷樣成分，有排毒降壓作用，並能緩解急性膀胱炎的熱毒症狀。西瓜中含有大量水分，可高達94％，炎熱的夏季，飲用西瓜水，更有利於人體廢物、毒素的排泄，清暑敗毒。同時，西瓜性寒，可通利大便，促使糞毒的排泄，對夏季大便乾結的人，西瓜更是不可多得的排毒瓜果。

西瓜性寒涼，寒濕盛者忌食，否則，反會惡傷脾胃，引發其他病症。少數人在盛夏之際，常常喜歡把西瓜切成塊狀，放在冰箱裡冷凍了再吃。如果冰凍時間短些，吃一點會感到舒適；如果冷藏過久，吃後則會傷害身體，嚴重時還會導致不良後果。

## 排毒食譜

(1)取西瓜1個，白糖適量。將西瓜洗淨，擦乾，去皮切碎搗爛，用潔淨的紗布取汁液，加上白糖攪拌均勻即成。每日早晚分飲。具有補充水

分、清熱解暑、除煩止渴、利尿消腫的功效。常吃可通利大便，排除糞毒，排除體內廢物及其他毒素，清暑敗毒，治療暑癤、痱毒等病。

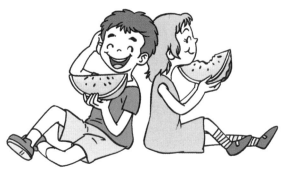

（2）取西瓜1個（約重2500克），葡萄300克，煮熟冷卻的水發銀耳200克，番茄2個，桃子2個，蜂蜜50克。將西瓜洗淨，在1/6處削蓋，其上下接合處刻成齒形，挖出瓜瓤，取汁。葡萄洗淨，壓榨取汁。番茄、桃子燙一下，撕去皮，切成小片。葡萄汁、西瓜汁與蜂蜜調勻，傾入西瓜盅內，放入銀耳、桃肉片、番茄片，蓋上瓜蓋後放入電冰箱中冷卻即成。當冷飲食用。具有補充水分、清熱解暑、除煩止渴、利尿消腫的功效。

（3）取大蒜50克，西瓜1個（約1,000克）。將西瓜洗淨，挖一個三角形的洞，放入去皮大蒜，再將挖下的瓜蓋蓋好，盛大碗中，隔水蒸10分鐘即成。趁熱飲汁，吃蒜瓣及瓜瓤。具有清熱化痰、解毒殺蟲、降脂降壓、活血降糖的功效。常吃可調節脂肪代謝，產生「血管清道夫」作用，去脂毒，減少冠心病、中風、動脈粥樣硬化發病率。對有冠心病、血脂異常、高血壓病者尤為適宜。

**小叮嚀**

　　黃疸以鞏膜、結膜及皮膚發黃為主要臨床表現。人體在新陳代謝過程中，如果不能將死亡的紅血球及時排出體外，就會出現黃疸。此外，紅血球被破壞太多，肝細胞受到損害，都會造成黃疸。

# 妙用蜂蜜可排毒

蜂蜜為蜜蜂科昆蟲中華蜜蜂等所釀的蜜糖，它自古以來還有許多動聽的別稱，在《本經》中稱之為石蜜、石飴，在《藥性論》中又叫白蜜，在《本草衍義》中名為白沙蜜。蜂蜜根據季節和不同的花種又可區分出多種，如春蜜、夏蜜和冬蜜。春蜜色黃，質稀薄，冬蜜色淡黃，質地濃稠，起珠粒狀。不同花種的蜜有槐花蜜、紫雲英蜜、椴樹蜜、油菜蜜、芝麻蜜、棉花蜜、枇杷蜜等。

## 排毒妙用

中醫認為，蜂蜜味甘，性平，入肺、脾、心、胃、大腸經，具有補虛潤燥、調和養胃和潤肺腸、健脾和中、清熱解毒、潤腸排毒、緩中止痛等功效。《神農本草經》中記載：蜂蜜能「安五臟……益氣補中，止疼解毒，除百病，和胃藥，久服強志輕身，延年益壽」，許多醫籍還認為蜂蜜有著排毒養顏功能，在《藥

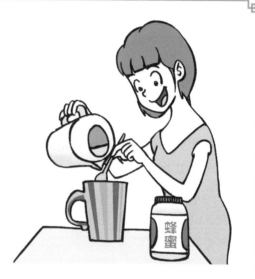

性論》中記錄「常服面如花紅」。《本草綱目》中指出蜂蜜「生則性涼，故能清熱，熟則性溫，故能補中，甘而和平，故能解毒，柔而濡澤，故能潤燥，緩可去急，故能止心腹肌肉瘡瘍之疼，和可致中，故能調和百藥而與甘草同功」。《醫宗必讀》認為蜂蜜可「和百藥而解諸毒」，蜂蜜可解烏頭等藥物中毒，還有較強的殺菌作用。

研究證實，蜂蜜尚有較強的滑腸排毒功效，經常服食可促使大便通暢，糞毒及時排出體外，對習慣性便祕、痔瘡、肛裂者尤為適宜。

蜂蜜中所含錳和鐵可促進食物的消化和同化，胃潰瘍和十二指腸潰瘍病人，服用蜂蜜可降低胃酸，止痛和保護潰瘍面。蜂蜜在試管內可把傷寒、副傷寒、腸炎、痢疾桿菌殺滅。用蜂蜜醃漬肉類等食品，不但能防腐，而且能保持食品的美味和增強食品的特色。

優質上佳的蜂蜜應是味甜不酸，潔淨光亮，內無雜質。如蜜汁稀薄，香氣不濃，表面上浮有白色泡沫的是品質不好的蜜。蜂蜜是營養皮膚的上等佳品，許多優質化妝品都用它做基質。蜂蜜具有天然的滲透力，優良的保溫效果和良好的消炎抗菌作用，可促使皮膚細嫩，富有彈性和光澤，防止皮膚皸裂，消除面部皺紋，促進面部白淨，治療皮膚營養不良等。用蜂蜜可製作多種類型的面膜劑、膏霜、護膚乳液、浴用護膚露和化妝用水等美容品。蜂蜜對脫髮、白髮也有一定的治療作用，如在拔出白髮後，在髮孔中塗了蜂蜜，長期持續使用可促進黑髮生長。工蜂分泌的用於建築蜂巢的蜂蠟，含有較豐富的維生素A，配製成消除皺紋的外用護膚膏霜，用於外搽、按摩面部，可促使皺紋減少。

服食蜂蜜的常用方法是用溫開水沖服，忌用滾開水沖服，也可用蜂蜜調和於稀飯、牛奶、豆漿和其他飲料中。食用蜂蜜要注意不要吃生蜜，尤其是夏季產的生蜜，夏季野花眾多，蜜蜂採了部分有毒野生植物的花粉，所釀蜂蜜可引起中毒，因此，夏季釀蜜須經化驗後方可出售。

## 排毒食譜

(1)取綠豆1,000克，蜂蜜50克，白糖150克，麥芽糖50克，麻油100克。將綠豆去雜，洗淨，倒入鍋內，加適量水煮熟（豆不要煮開花），出鍋攤開晾乾，脫去豆皮，碾成綠豆粉。將綠豆粉倒入盆內，加白糖、蜂蜜、麥芽糖、麻油，攪拌均勻，呈粉糕狀。將拌好的綠豆粉糕填入模子內，表面削平，倒出後即成。當點心食用。具有清熱解毒、消暑利水、止渴明目、降脂降壓的功效。常吃可防治重金屬、農藥中毒及其他各種食物

中毒，加速有毒物質的排泄。對有暑熱症、水腫、丹毒、癰腫、痘瘡、無名腫毒、高血壓病、血脂異常者尤為適宜。

(2)取嫩黃瓜1,000克，蜂蜜250克。將嫩黃瓜（乳黃瓜更佳）洗淨，切成手指粗的長條狀，投入開水鍋中煮1～2沸，倒掉鍋中開水，加蜂蜜後，用小火一面煎煮，一面翻炒，收去部分水分後離火，冷卻後瓶裝備用。當點心食用。具有清熱利水、解毒排毒、滑腸除濕、降脂減肥的功效。常吃可抑制糖類物質在體內轉變為脂肪，降低血中膽固醇，促進腸道腐敗物質的排泄，改善人體新陳代謝。對伴有糖尿病、肥胖症、血脂異常者尤為適宜。

(3)取大蒜頭500克，蜂蜜適量。大蒜頭去外皮，用刀拍碎，加蜂蜜適量，拌和均勻，醃漬3天後食用。每日2次，每次15克，細嚼後，緩緩嚥下。具有清熱化痰、解毒殺蟲、降脂降壓、活血降糖的功效。常吃可調節脂肪代謝，產生「血管清道夫」作用，去脂毒，減少冠心病、中風、動脈粥樣硬化發病率。對有冠心病、血脂異常、高血壓病者尤為適宜。

**小叮嚀**

濕疹是多種內、外因素引起的淺層真皮及表皮炎症。這種病有的是由化學藥品、化妝品、染料、某些動物的毒素及蛋白質、花粉、塵埃等外界過敏原引起的，有的是因為腸道寄生蟲病，某些代謝、內分泌或消化道等功能失調所造成的。

## 妙用芝麻可排毒

**妙招 39**

芝麻，又名脂麻、油麻，古稱胡麻、巨勝子，為脂麻科一年生草本植物脂麻的成熟種子。芝麻主要分黑白兩種，還有黃色、棕紅色。榨油一般取白芝麻，藥用、食用一般取黑芝麻。

### 排毒妙用

中醫認為，黑芝麻味甘性平，為公認的滋補強壯藥，有滋補肝腎、補血生津、潤腸通便功效。對治療身體虛弱、頭暈目眩、耳鳴健忘、面黃貧血、腰膝痠軟、大便祕結等有良好療效。《神農本草經》說，芝麻能「主傷中虛羸，補五內，益氣力，長肌肉，填髓腦。久服，輕身不老」。《名醫別錄》有記載，黑芝麻「生者摩瘡腫，生禿髮」。頭髮早白及脫落，與腎虧血虛有關，由於芝麻能補腎養血，所以對頭髮早白、落髮過多、頭髮乾枯有明顯作用。《太平聖惠方》的烏麻散，其組成為黑芝麻一味，量不拘多少，便是一張補腎養血、潤澤皮膚、烏鬢黑髮的良方。

現代研究證實，芝麻具有排毒養顏、延緩衰老、消炎、殺菌作用，用新鮮滅菌的麻油塗布皮膚黏膜，有減輕刺激，促進炎症康復的作用。由於芝麻能夠改善血液循環，促進新陳代謝，其中的亞油酸有調節膽固醇的功能，維生素E又可防止衰老；海帶含有鈣和碘，能對血液產生淨化作用，並可促進甲狀腺激素的合成。兩者合一，效果倍增。

芝麻富含脂肪油，脾虛便溏者忌食。由於芝麻作用緩和，在食療和藥補時，必須持續長期服用，久服才能見效。

### 排毒食譜

(1)取黑芝麻10克，綠茶3克。將黑芝麻炒熟後研碎，與茶葉混合均勻後放入杯中，用沸水沖泡，加蓋燜10分鐘。代茶頻飲。具有潤腸通便、清熱解毒、健腦益智、降血壓的功效。常吃可排糞毒，對大便乾燥、習慣性便祕、痔瘡、肛裂

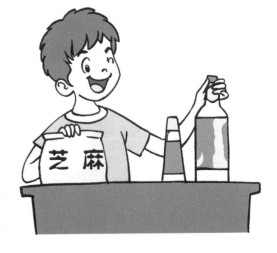

有顯效。對有高血壓病、動脈粥樣硬化者尤為適宜。

(2)取綠豆、黑芝麻各500克。將綠豆、黑芝麻洗淨，一起下鍋炒熟，研粉，用沸水調成糊狀即成。每日2次，每次50克。具有清熱解毒、消暑利水、止渴明目、降脂降壓的功效。常吃可防治重金屬、農藥中毒及其他各種食物中毒，加速有毒物質的排泄。對伴有暑熱症、水腫、丹毒、癰腫、痘瘡、無名腫毒、高血壓病、血脂異常者尤為適宜。

(3)取鮮番薯400克，糯米粉500克，芝麻50克，白糖150克，植物油500克。將番薯去皮洗淨，切成中等大小的滾刀塊，蒸熟後壓成細泥，加入糯米粉、白糖、適量熱水，攪拌成粉團，摘成小段，製成小圓球，滾上芝麻，炒鍋上火，放油燒至五分熱，放入芝麻薯球，用中火炸至焦黃香熟，撈出瀝油，趁熱食用。具有益氣補中、和血生津、健脾胃、通便的功效。常吃可補充高纖維素，潤腸通便，排去糞毒，刺激腸道蠕動，防治結腸癌、直腸癌等。

**小叮嚀**

　　蕁麻疹俗稱「風疹塊」，大多由蛋白食物過敏、藥物過敏或寄生蟲造成的。其食物過敏與魚、蝦、蟹、雞蛋、牛奶等有一定關係。

## 妙用動物血液可排毒

妙招
**40**

　　動物血液包括豬血、羊血、牛血，以及部分家禽的血，如雞血、鴨血、鵝血等。

### 排毒妙用

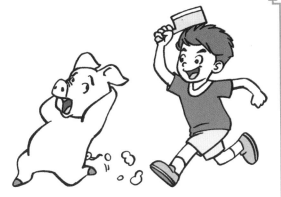

　　動物血液中的血漿蛋白，經人體消化液中的酶分解後，產生一種解毒和潤腸作用的物質，能與浸入人體腸道的各種粉塵、有害金屬微粒發生反應，轉化為人體不易吸收的物質，使其直接排出體外。

因而在日常生活中，對於經常接觸各種粉塵、毛屑的人群來說，每天吃一些動物血製成的食品，具有清腸除汙、排除腸道毒素的作用，對人體健康十分有益。所以，豬血等動物血液有「腸道清道夫」的美稱。

### 排毒食譜

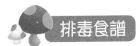

　　(1)取鮮豬血250克，雞蛋皮100克，鮮豆腐100克，青豌豆50克，花椒水15克，低鈉鹽4克，食醋10克，黃酒10克，太白粉50克，白胡椒粉5克，麻油5克，植物油適量。將豬血放入碗中，加水適量，上籠蒸成血塊，取出後切成1公分寬、3公分長條；雞蛋皮、豆腐也切成同樣的條。鍋中放油適量，放入豬血塊、雞蛋皮、豆腐、豌豆、低鈉鹽、花椒水、食醋、黃酒、胡椒粉，燒熟後用太白粉勾芡，淋上麻油即成。佐餐食用。具有補益精血、清腸排汙、滑腸排毒的功效。常吃可排除侵入腸道的各種粉塵、毛屑、有害金屬微粒及其他毒素，防止惡性腫瘤的發生。對患有眩暈、動脈粥樣硬化、冠心病者尤為適宜。

　　(2)取豬血500克，豆腐300克，豬瘦肉、胡蘿蔔各100克，豌豆苗、蒜苗各30克，蒜片15克，生薑末10克，植物油50克，低鈉鹽5克，胡椒粉1克，鮮湯適量。將豬血加工成塊，豆腐漂洗後切成塊。豬瘦肉洗淨切成小薄片，胡蘿蔔洗淨切成塊。炒鍋上火，放入植物油燒至五分熱，放入生薑

末、大蒜片炸一下，加入鮮湯、胡蘿蔔、胡椒粉燒開，再加入豬肉、豆腐、豬血燒至熟透，待汁少時放入低鈉鹽、豌豆苗、蒜苗，推勻即成。佐餐食用。具有補益精血、清腸排汙、滑腸排毒的功效。

**小叮嚀**

有學者認為，動物血液與黃豆同食可導致氣滯腹脹。動物血液不宜一次攝入過多，以免吸收不良引起黑便。利用天然食物來排毒，取材方便，價格低廉，簡便易行，效果良好，無毒副作用，為群眾樂於接受，被稱為「既能排毒又能飽口福的妙品」，是一種值得重視，有推廣價值的排毒方法。

# 妙用酵素可排毒

**妙招 41**

酵素又稱為「酶」，是一種特殊的蛋白質，也是一種生物催化劑，它只存在於動物、植物及微生物的活組織內，它承擔著人體內新陳代謝中各種化學反應，能增加組織各種生化反應（氧化、還原、分解、合成、轉化）的速度，人體內凡是細胞的代謝、新生、分解、消化、合成等，都依靠酵素來完成，所以酵素被稱之為「生命之泉」。

## 酵素的神奇功效

台北醫學院教授董大成博士認為，酵素具有排毒、解毒，提高身體免疫細胞防護功能的作用，並認為所有人都應生食或額外攝取酵素，以減輕消化器官的負擔，延長壽命；但攝取的酵素必須是複合性酵素，其活性越高，酵素的效率就會高，身體就會越健康。純果多肽酵素，它是純天然的植物複合酵素，其活性極高，是被全世界科學家

認可的世界上最好的酵素之一。酵素越缺乏，人就越容易衰老；反之，酵素貯存越多，人就越加健康。

酵素是在人體內擔任新陳代謝中各種化學變化的媒介體。它將消化完成的營養素構成肌肉、神經、血液及腺體；此外，酵素也有助於尿素的形成，使之隨尿液排出，另有一些酵素還會輔助骨骼和神經組織吸收營養，也有輔助紅血球吸收鐵的酵素，因而骨質疏鬆、貧血者就是因缺少此種酵素而引起的。可見身體只要任何一種酵素不足或缺失，都有害健康。

## 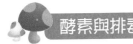 酵素與排毒美容

近年來，隨著植物酵素具有健康和長壽的功效被世界揭示後，科學家又發現了植物酵素在美容、養顏和減肥等方面具有的獨特功效。研究者發現，在人體內含有的數千種酵素中，形成富有彈性、光滑細膩的人體肌膚與體內蛋白分解酵素有著密切的關係，蛋白分解酵素對角質代謝不良的肌膚有益，因為它能去除皮膚表面和毛孔、汗腺的污垢，溫和地去除老化角質，使皮膚恢復光滑細膩。油脂分泌的旺盛、毛孔的堵塞與體內脂肪分解酵素有關，脂肪分解酵素主要作用於油脂分泌旺盛的皮膚，透過它來分解皮膚上多餘的油脂，有效清潔肌膚，預防毛孔堵塞；抗氧化酵素則能抑制自由基對皮膚所造成的氧化傷害，延緩皮膚老化的速度；體內消化酵素和代謝酵素的比例失衡是肥胖症的原因之一。

腸道是吸收營養的重要器官，也是最容易滋生毒素的場所。當人體的消化吸收功能能略有降低的時候，停留在腸道內的未消化食物就會腐敗發酵，其產物正好是腸道內有害菌的營養源，這些

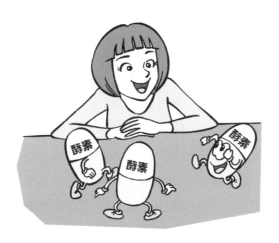

有害菌得到了營養後，會瞬間大量繁殖，抑制體內酵素的生成，攪亂正常的新陳代謝，同時還會產生大量的毒素，而這些毒素進入血液，被送到人體各個部位，從肌膚上反映出的就是：暗瘡、粉刺、色斑、膚色晦暗無光澤、角質堆積、皮膚老化等症狀。

**美容養顏最有效的辦法就是從維護腸道開始。「腸道清，容顏美」，這是世界最新的美容學觀點**。純果多肽酵素濃縮原液進入腸道後，能為腸內有益菌的增殖提供良好的環境和營養，抑制腸內有害菌成長和毒素的形成，把乾淨、健康的血液輸送到全身，使各臟器內分泌諧調、新陳代謝正常，因而達到美容養顏，永保青春的作用。

當身體酵素數量不足或其活性不夠高時，就應及時從體外獲得，獲得的途徑：一是生食新鮮的蔬菜水果；二是攝取酵素製品。因為大多數新鮮蔬菜水果都含酵素，但生食較麻煩且一次吃不了多少種，由此補充的酵素數量有限，而攝取純果多肽酵素，較易吸收又含有多種酵素。

 ## 純果多肽酵素的分解排毒作用及其他作用

(1)**分解排毒**：分解病灶，消除滯留在血管裡的廢物、殘餘物，幫助身體恢復到健康狀態，使之間接達到癒合的目的，還可以幫助分解消化食物。

(2)**活化細胞**：促進細胞的新陳代謝，增強體質，促使受損的細胞再生活化，增強細胞的生命力，促進人體產生HGH，延緩細胞的衰老進程。

(3)**淨化血液**：把血液中新陳代謝的廢物排出體外，分解排泄發炎所造成的病毒，分解造成酸性血液的膽固醇，促使血液呈現弱鹼性，促進血液循環暢通。

(4)**抗炎功能**：是改善體質的功能之一。純果多肽酵素可產生搬運血球，增進白血球的功能，達到抗炎功效，並提升人體抵抗力。

(5)**抗菌功效**：可促進白血球殺菌，另外本身有抗菌作用，能殺死細菌，同時又能促使細胞增生。

(6)**改善體質，增強免疫力**：純果多肽酵素可釋放大量負離子，促使

人體內血液呈弱鹼性，維持腸道內菌群的平衡，強化激活細胞，促進消化，增強人體的抵抗力，保健強身，預防疾病。

小叮嚀

　　醫學研究已經證明了大多數感染性疾病和非感染性疾病與腸道有關，因此要保持健康首先就要保持腸胃的健康。人體2/3的潛在酵素就是在腸胃這個器官被製造的。所以保持胃腸道的微生態平衡，激活酵素的製造能力及從體外補充酵素，對人體的健康是至關重要的。

# B 運動排毒有妙招

## 要重視運動排毒

妙招
42

運動不但可以鍛鍊身體，還可以透過疏通人體自身的排毒管道，淨化我們的身體，這是最天然的排毒方法，比吃任何排毒食品都要有效。運動能夠加速新陳代謝，幫助皮膚和肺臟排毒，透過出汗等方式排除其他器官無法解決的毒素，可以說是達到排毒的最好方式。每週進行一次有氧運動，在不斷喝水不斷出汗的同時，身體的毒素就會隨著汗液排出，經常從事體育運動或是外出旅遊，都能達到大量出汗自然排毒的目的。在家中做些簡易可行的運動，尤其是腹部的運動，可以給消化器官施加負載，增加腸蠕動，促進新陳代謝。

### 運動排毒有道理

運動後微微出汗，能使皮膚毛孔開放，經絡疏通，使體內的鉛、鋁、苯、硫、酚等毒素和一些致癌物質隨著汗液排到體外。

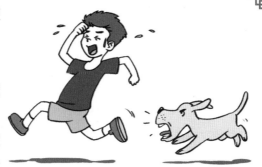

糞便、尿液都是人體產生的垃圾，其中所含的毒素最多，如果不及時排出，其中的毒素就可能被人體重新吸收，這樣不但會引起腹脹，更會使人頭昏腦脹，全身都受到污染。而運動能有效改善人體消化系統的功能，促進腸胃蠕動，加快食物的消化和吸收，保持人體的排便通暢，身體內的毒素也就相應減少。

運動時，人呼吸的改變十分明顯，當人的肺活量增強時，使肺對有毒有害氣體及微小固體吸入物的排除能力大大加強。

肝臟、腎等都是人體重要的排毒器官。其正常運作則能夠保證體內毒素快速排除，從而能夠達到淨化身體的效果。而運動對這些排毒系統有保健作用。

　　淋巴系統負責對抗有害物質的侵入，並且將身體產生的廢物排出體外，這個功能就是「排毒」。運動可以提高淋巴循環的代謝率和反應性，使毒素不易入侵人體。

　　經常運動的人其血液容積較一般人的大，血液輸送氧氣的能力也更強，從而可以有效防止因血流速度過慢而造成毒素在血管壁沉積的現象。供氧充足，就可以使周身的細胞充滿活力，自由基等毒素也就不易大量產生。

　　運動除了能夠清除我們身體內的毒素外，還能夠緩解我們的精神壓力，使人感到渾身輕鬆，心情舒暢。可見，運動也能夠排除我們精神上的毒素。

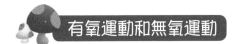

## 有氧運動和無氧運動

　　有氧運動也稱有氧代謝運動，是指人體在氧氣充分供應的情況下進行的體育鍛鍊。也就是在運動過程中，人體吸入的氧氣與需求相等，達到生理上的平衡狀態。有氧運動的特點是強度低，有節奏，持續時間較長。要求每次鍛鍊的時間不少於1小時，每週固定3～5次。這種鍛鍊，氧氣能充分分解體內的糖分，並可消耗體內脂肪，還能增強和改善心肺功能，預防骨質疏鬆，調節心理和精神狀態，是健身的主要運動方式。常見的有氧運動項目有：步行、慢跑、滑冰、游泳、騎自行車、打太極拳、跳健身舞、做韻律操等。

　　無氧運動是指肌肉在「缺氧」狀態下的高速劇烈運動。如賽跑、舉重、投擲、跳高、跳遠、拔河、肌力訓練等。由於速度過快和爆發力過猛，人體內的糖分來不及經過氧氣分解而不得不依靠「無氧功能」。這種運動會在體內產生過多的乳酸，導致肌肉疲勞，運動後感到肌肉痠痛，呼吸急促，對人體影響較大，不宜用作健身保健。

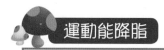

## 運動能降脂

運動減肥雖不能馬上見效，但運動能提高基礎代謝率，使體內脂肪迅速消耗，每次運動後，人體基礎代謝率升高的時間可持續24小時，所以每兩天應運動1次（或每週運動3次）。

如果每次運動只15分鐘，那麼消耗的就只是糖類，而不是脂肪；運動半小時後，才會開始消耗較多的脂肪，每次運動的時間越久，消耗掉的脂肪越多。相反，暫態爆發性運動，如百米跑、足球等的能源是糖類而不是脂肪。

800或1500公尺跑步、200和400公尺游泳、拳擊等運動，都需要利用氧氣消耗澱粉、脂肪和蛋白質，所以這些運動的後段都是有氧運動。但運動如果不配合節食，對減肥仍然無益；節食加上1小時的有氧運動才有機會消耗到體內的脂肪，這才是真正的運動減肥。

## 隨時可做的排毒運動

(1)**深呼吸**：呼吸不僅維持我們的生命，還可以排除體內的毒素，特別是深呼吸。

(2)**咳嗽**：每天可在清晨、中午和睡覺前，到室外空氣新鮮處做深呼吸運動。深吸氣時先緩緩抬起雙臂，然後突然咳嗽，同時迅速垂下雙臂使氣流從口鼻噴出，將痰液咳出。如此反覆多遍，每天持續這樣做，能使肺保持清潔。

(3)**快走**：我們每天都要走路，只需在走路時加快速度，盡可能地大擺動和舒展手臂，就是最簡單方便的排毒運動。它可以刺激淋巴，降低膽固醇和高血壓。

(4)**騎自行車**：騎車不僅能夠鍛鍊肌肉也能夠降低血壓。騎自行車時的緊張性運動可以讓人發發汗，加速體內毒素的排出。肌肉的反覆收縮促進血管的收縮與擴張，對淋巴系統也大有好處。

(5)**小空間運動**：即使在辦公室或家裡也可以做一些有效的排毒運動。淋巴系統能收集、篩檢全身毒素，運送到淋巴結，再透過血液經由某

一排毒器官排到體外。

# 流汗排毒的健身妙招

**妙招 43**

流汗排毒法是一種透過流汗達到疏通人體經脈，加快血液循環，以排出體內毒素，從而達到健身防病、延年益壽等目的的一種天然排毒法。

## 流汗排毒的作用

流汗是一種排出體內毒素的方法，許多由於新陳代謝所產生的體內毒素能透過汗液排出，這些毒素是經常在洗澡擦背時就可以見到的人體分泌物。當人的腎臟功能衰竭時，排尿減少，體內毒素的排出就主要靠流汗來完成。透過流汗排出身體的毒素及廢物，可防止身體發生酸中毒。

流汗可以通經活絡，活躍人體血液循環，進而達到增強全身各器官功能等目的。同時，透過流汗法，提高了神經系統活動能力，有利於維護五臟六腑的生理功能，亦能預防疾病的發生。因此，中老年人適當流汗，可加速身體代謝，達到防病益壽的目的；老年人每週可進

行1～2次流汗排毒。

透過流汗，可以祛除機體表面的某些病症，例如消除惡寒、發熱、頭痛等不適，因為流汗能消耗人體的熱量，從而降低體溫，使人感到舒服。

 ## 流汗排毒的具體方法

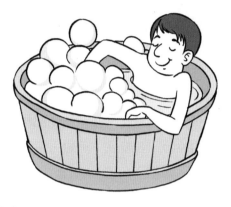

在進行跑步、跳繩、打拳、爬山等運動時，稍微多穿一些衣服，加上肌肉伸縮得快，運動量大，便會產生較大的熱量，人體為了維持溫度的恆定，就會加快熱量的散發，很快就會出一身大汗。一般適用於感冒、熱性病症，但病情較重者則不宜用此法，以防發生意外。運動前最好喝1～2杯溫開水，以防止虛脫。

在溫泉、浴室或家中用溫熱水洗澡，由於水溫較高，人體容易流汗。此法適用於感冒、腰痠背痛、風濕性關節炎等病症。這種流汗排毒法很安全，對清潔皮膚或抵抗病菌從皮膚侵入有很好的效果。

多穿些衣服，多蓋些被子，在溫度較高的環境中，很快就會出一身大汗，再喝一杯熱開水則效果更佳，這就是人們常說的「捂出一身大汗」。一般適用於風寒感冒、全身痠痛等症。此法簡單方便又有效。

在室溫較高的環境中，連續喝1～2碗熱粥，很快就會引出一身汗。這種「喝粥」流汗法，適用於風寒感冒、胃寒腹痛的人，此法還具有排毒、開胃、養脾的功效。這種流汗排毒法很安全，但要避免出汗過多而發生虛脫等不良現象。

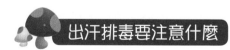 ## 出汗排毒要注意什麼

除了平時每天固定半個小時到一個小時的小規模鍛鍊之外，每週至少還要保持一次時間稍長一點、規模稍大一點、出汗量稍多一點的體育運

動，比如打球、爬山、跳繩，該出汗時就出汗。運動前最好喝點淡鹽開水，以增加運動時的出汗量，讓汗水將體內的毒物帶出，藏在毛孔中的污垢也會隨汗水排出來，既排毒又潔膚。運動對利尿通便有積極作用，這一點自然也是不可忽視的。

不少人都知道，汗液中含有較多的氯化鈉，出汗多時應該補充食鹽，但對出汗後應當補充鈣卻有所忽略。雖然平均每天出汗液中丟失鈣僅15毫克，並不十分重要，但是夏季高溫環境下工作的人員，每小時汗液中丟失鈣在100毫克以上，這個量幾乎佔總鈣排量的30％，很容易導致低鈣血症，表現為病人手足抽筋，肌肉抽搐。長期鈣缺乏會導致成人患軟骨病，易骨折，以及經常腰背和腿部疼痛。為了防止出汗後低血鈣，應該多吃含鈣的牛奶、乳製品、魚類、海產品及綠色蔬菜等食物。

**小叮嚀**

運動排毒要從小運動量開始，逐漸增加，每天從30分鐘開始，逐漸增加至1小時。切忌「三天打漁，兩天曬網」，尤其在炎熱的夏季、嚴寒的冬季更應堅持運動。可將體育運動當作鍛鍊身體、廣交朋友的樂趣來進行，逐步培養對多項運動項目的興趣愛好，有利於長久持續。有氧運動量過小，達不到排毒的目的；量過大，運動過分劇烈不利於健康，適量運動，以微微出汗者為佳。如果運動後能達到「肢體有點痠，睡覺睡得酣，起床心跳緩，精神更飽滿」者最佳。

妙招
**44**

# 慢跑和快走可排毒

當排毒成為運動的目的之一時，我們就不僅僅是活動活動筋骨，還必須注意運動量和運動時間的問題。不要忘記，出汗是排毒的重要方式之一。所以，運動的時間盡量長一點，強度稍微大一點，我們的排毒運動必須以出汗為標準，讓汗液把體內的毒素全部帶走。

## 慢跑和快走的益處

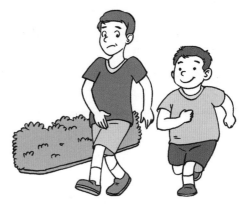

慢跑或快走能幫助胃腸蠕動，防止便祕，有助於排毒。

慢跑或快走能減少體內脂肪，預防與肥胖有關的疾病。體力活動不足與飲食過量可導致脂肪與體重的增加。保持每日慢跑或快走並輔以適當的飲食控制，可有效去除體內多餘脂肪，減輕體重。

慢跑或快走能增加血液總量。慢跑或快走後氧氣在體內是隨血液供應到各個部位去的，血量增加也就相應增強了氧氣的輸送能力。

慢跑或快走的運動強度不會為心臟帶來負擔，相反，能改善心臟功能，防止心臟病發生。氧氣吸入肺臟後，要靠心臟擠壓才能隨血液傳送到全身。

慢跑或快走後使心肌強壯，每次排出的血液會更多，並可提高血液中對冠心病有預防作用的高密度脂蛋白的比例。

慢跑或快走能增加最大通氣量，使鍛鍊者的呼吸加深、加快，從而提高肺活量，提高吸入氧氣的能力，並緩和慢性肺氣腫和支氣管炎的症狀，降低對抽菸的渴望。

**慢跑或快走時椎間盤承受壓力與站立時差不多，不易受傷，還能加強背肌以鞏固脊柱。同時能增加骨骼密度，防止骨質疏鬆。**隨著年齡增加，人體骨骼中的鈣漸漸減少，經常慢跑或快走可以有效地防止鈣的損失。

慢跑或快走能促使腦部釋放多巴胺，提升精神，使人心情愉悅，改善心理狀態，增強應付生活中各種壓力的能力。

小叮嚀

人體內有一套十分奇妙的排毒系統，它們每時每刻都在工作著。人的身體如同一台精密的儀器，可以透過呼吸、排汗、排便等方法來排毒，據報導，每人每天要排出細菌、病毒、寄生蟲卵約400億

個。所以在正常情況下，人體排毒系統可以很快地排除毒素。但有人認為，人體內的毒素只有20％可以透過排便的方式排出體外，其餘80％的毒素存在於人體內，僅靠自然的生理功能是很難排除體內的毒素的，在不知不覺中便會出現各種各樣的不同程度的中毒，因此，有必要去主動排毒。

# 游泳排毒是妙招

妙招
45

游泳是一項超強的排毒、消脂、塑身運動，因為浮力的作用，在水中運動的功效要比在地面上好得多。游泳時水的浮力可以減輕關節負重，釋放關節壓力，能增強四肢的肌肉力量，擴大肺活量，有利於排毒，又能夠使皮膚與水親密接觸，有利於皮膚光澤。

## 游泳能排毒

游泳時水的浮力可以減輕人體90％的體重，釋放關節壓力，刺激淋巴排毒。同時，游泳是肺部保健的首選運動。人呼出的氣體中含有16種揮發性毒物，肺可排出25種有毒物質。空氣污染使人類與有毒物質的接觸越來越密切，大氣中的有害化學物質一般都是透過呼吸道進入人體的。而肺臟內部表皮的面積比全身皮膚的面積還大40～50倍，所以肺比身體內其他任何部位受有害空氣損害的可能性都更大。水中運動對呼吸有更高的要求，能夠更好地訓練肺部。

借助水的壓力，除了可以鍛鍊呼吸肌，增加肺活量之外，還可以使全

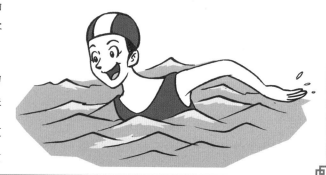

身上下各部分肌肉和骨骼、關節都能得到全方位的鍛鍊。又因為水的溫度要比人體的溫度低，所以**人體在水中連續不斷運動時就必須使體內儲存的脂肪和熱量轉化為運動所必需的能量。這樣，皮下脂肪和內臟的脂肪就會逐漸得以消耗和分解。**另外，因為水的傳熱形式是空氣的26倍，所以，在同樣的溫度下，人體在水中消耗的熱量比在空氣中消耗的要多約10倍。同時，由於水的阻力，使得人體不得不消耗更多的熱量，這就使臀部和腿部得到很好的鍛鍊，既可有效加速毒素的排除，又減少了多餘的脂肪。

游泳還是一項極好的自然按摩。它是透過水的阻力、自然流動和波浪的按摩、拍打對人體產生均衡壓力。可有效避免並減少肌膚的鬆弛和老化，使肌膚更光潔、潤滑，富有彈性及活力，還能對身體進行有效的調整，從而塑造出人體最美的體形。因此，游泳不僅健身、防病，而且對減肥、完美體形、增強肌膚彈性及活力都有著很好的效果。游泳可以調節女性的內分泌，讓皮膚光滑、柔嫩，令心情放鬆，有助於排毒，並增加女性在性生活時愉悅的感覺。在各種姿勢的游泳中，除了自由泳外，蛙泳和蝶泳會令女性受益更多。

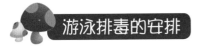

## 游泳排毒的安排

游泳是一項有氧運動，也是唯一一項從頭至腳都能得到鍛鍊的運動。長期從事游泳鍛鍊，不僅能有效地防治感冒，改善頸椎、肩肘、關節、呼吸道及心肺疾病，還能使心臟體積呈現明顯的運動性增大，收縮更加有力，血管壁增厚，彈性加大，而且在調節人體機能，增強人體免疫力，促進新陳代謝，強壯筋骨等方面都勝過藥物作用。游泳時間最好選擇在飯後1小時左右，每次游泳時間不宜超過3小時，每游半小時應休息15分鐘後再繼續游。冬泳最好選在午飯後1小時進行，因為此時氣溫較高，濕度低，能使冬泳的人體溫散失慢些，可以維持鍛鍊的時間長些。

**小叮嚀**

　　無論是蛙泳、自由泳、仰泳還是蝶泳，都要注意以下幾點：①下水前要先做熱身運動，活動筋骨，以免抽筋。②不要在感到寒冷時還待在水裡，因為寒冷會使肌肉緊縮，在肌肉繃緊的情況下，很容易拉傷韌帶。③要持之以恆，每週至少游3次，這樣才能明顯改善體質。

# 身體伸展可排毒

妙招
46

　　伸展身體是利用身體各部位的一系列運動達到排毒的效果。伸展身體能夠加速新陳代謝，簡單易學。不僅可以消除人體的疲勞感，還能改善四肢血液循環，消除贅肉。

## 伸展軀體的方法

　　(1)**站立伸手**：站立，兩腳分開與肩同寬，兩手伸展到頭上，盡可能地伸直到最高限度，保持腳跟不離地面，慢數到15停下。

　　(2)**向前屈體**：站直，兩腳分開與肩同寬，兩臂放於身體兩側，下腰，雙手接觸兩腳間的地面，保持膝蓋放鬆。慢數到15～30，如果開始時不能觸及地面，就碰觸鞋的上部。重複做2～3次。

　　(3)**膝蓋輪流拉動**：仰臥，雙腳伸直，雙手放於兩側，將一條腿屈向你的胸膛，用雙手抱住它並慢數到5。每條腿重複7～10次。

　　(4)**雙膝拉動**：仰臥，雙腳伸直，雙手放於兩側，將兩條腿同時屈向你的胸膛，兩手緊緊抱住雙腿並將臀部輕輕地拉離地面，抱緊並數到20～40。重複7～10次。

　　(5)**仰臥臀部旋轉**：仰臥，雙腿合併在一起，雙臂遠離體側，手掌向下，將膝蓋拉向胸膛並旋轉臀部和雙腿到左側直到它們接觸地面，保持雙肩和背平穩。重複，將臀部和雙腿旋轉到右側，每側重複做2～4次。

(6)**就座向尖端拉伸**：坐在地面上，雙腿伸直，雙膝貼緊，呼氣並慢慢向前伸展手臂，將雙手滑向踝部，試著用下巴接觸膝蓋骨，盡量伸直腿，保持位置不變，慢數到5～10。然後回到原來位置，深吸氣。重複做4～6次。

(7)**天鵝式仰臥**：仰臥，雙臂放於體側，掌心朝下，當提高臀部時將雙膝帶到胸膛處，腿伸到頭上，試著接觸後面的地面。當你繼續往後伸展時，試著用膝蓋碰觸地面。保持此姿勢並慢數到5～10。回到原來的位置，降低雙腿的同時彎曲雙膝，深吸氣並重複3～5次。

(8)**鴿子式**：雙腳分開站立，雙腿輕輕彎曲，雙手在背後緊握，在抬升你背後的雙臂到伸展極限時慢慢地向前彎曲腰部，慢數到5～8，放鬆，重複做。

(9)**腰腿伸展**：面對一堵牆站立，離牆約兩步遠，雙臂伸開向牆傾斜，將左腿移向前半步，右腿向後移半步或更遠，降低你的右腳跟到地面向牆的方向降低身體，伸展右腿上的腿腱，慢數到5～10，交換腿的位置，重複做，每條腿做3～6次練習。

(10)**伸展軀體時不應有疼痛感**：如果你感到有任何不適，應先放鬆，深呼吸，然後再繼續進行練習。

## 伸展肢體的方法

(1)**熱身**：時間需要5～6分鐘。可利用家裡的樓梯，右腳先踏上階梯，隨後左腳跟上；然後右腳先下，隨後左腳跟下，5分鐘後，換由左腳先上，右腳跟進。此運動在進行時，可配合快節奏的音樂或者是在心裡默數拍子以增加節奏感。

(2)**手臂屈伸**：次數為8～12下。可利用穩固的椅子或桌子，坐

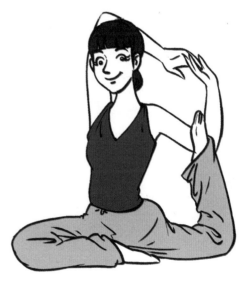

在其上，兩手手指朝後握撐椅子或桌子的前緣，身體緩緩向前移動使臀部懸空，同時兩腿張開約與肩膀同寬，膝蓋彎曲並收縮小腹。開始時先吸氣，並同時緩緩將兩手臂彎曲至不能再往下為止（肩膀略高於手肘），靜止約1秒鐘時間。然後兩手臂用力地、緩緩地將身體撐起直到兩手臂伸直。

(3)**伏地挺身**：次數為8～12下。俯臥，以軟墊子或浴巾對摺置於身下，然後雙手撐地讓身體約成45°，同時收縮小腹，雙手張開略寬於肩膀的距離，手指朝前。緩慢地彎曲手臂，讓上身下壓至距離地面約5公分，同時在下壓的過程中吸氣，然後利用胸肌擠壓的力量讓上身回到原來的位置並在此過程中呼氣。

(4)**橋撐**：次數為12～15下。身體仰臥，屈膝，雙腳平貼於地面上，雙手平貼於身體兩側，吸氣。開始時將臀部抬高，讓下背部離開地面靜止約1秒鐘且緩緩地呼氣，此時會感覺到臀部夾緊用力。然後，再將臀部下移，但不接觸到地面，並在下移時吸氣。

(5)**雙手抓空**：此法可迅速緩解小臂的疲勞，排出毒素，對長期使用電腦的族群尤為適用。具體方法是：①自然站立，雙臂向前伸直，雙掌前伸，掌心向前。②用力把握拳頭，再五指用力伸出，手指盡量分開。做雙手抓空時可逐漸加快速度，每天不限時，次數也不必限制，自我感覺好即可。

(6)**與上下樓梯結合**：要注重下肢動作的協調，既可鍛鍊腿部、腰部和上肢的肌肉，又能排毒強身。具體方法是：①頭部向前，肩部稍放鬆，雙臂以肩為軸前後擺動，動作幅度不要大，不超過身體正中線。②腰部可隨之稍稍扭動，不必過於挺直。③擺動手臂，手要盡量觸碰肩膀，然後手臂伸展成180°。④以上動作可重複做20～30次。

**小叮嚀**

生活中總有一些事情做起來十分容易，但是，在健身練習之後的伸展運動並不是這樣簡單。當你鍛鍊一處肌肉的時候，它會變得緊繃而縮短，伸展運動就是幫助你放鬆肌肉，從而防止第二天的肌肉痠

痛。需要注意的是，做這個動作的最好時間是在完成熱身運動之後，同時，持續每個動作20～30秒，這將有助於肌肉鬆弛，獲得一個更有意義的伸展運動。

## 坐姿轉體與舒展排毒

妙招 47

當體內的毒素「超載」時，運動可以幫助實現迅速有效排毒的目的，在身心愉快的情況下大流其汗，身體裡的毒素也輕鬆地排出。在運動中，體溫的升高將會促進血液循環，並且能使肌肉結實，改善心臟功能及加強免疫力。舒展運動和坐姿轉體運動法是針對腹部肌肉群和腹部毒素排放的一種運動方式。

 ### 坐姿轉體的方法

坐姿轉體的運動方法大體上有兩種：

(1)準備好一個適合全身運動的墊子和一個排球，坐在墊子上雙腿屈膝，雙腳張開，約與肩膀同寬，腳跟著地，腳趾朝上。雙手將排球放在身體的前方，慢慢地將上半身後仰約45°，同時收縮小腹，然後向右方轉動身體，將球接觸地面，稍停幾秒鐘後馬上轉向左邊。重複以上動作，一次運動約進行20次轉體。

(2)保持基本坐姿，挺直背部，抬高頭與頸部，放鬆肩膀，收縮腹部。雙手拿球，向右轉動身體，將排球置於地上，停留10～15秒鐘，再將排球放回腿部中間，再向左轉動身體，反覆進行3～5次。控制呼吸，持續訓練一段時間後可將排球放在較遠的位置，這樣可以鍛鍊腹部肌肉，減少腹部堆積的脂肪，排出腹部毒素。

對孕婦來說，在轉體過程中，在某一側停留的時間盡量要短一些，動作也要舒緩，避免傷及胎兒。在做坐姿轉體運動時注意適當地控制呼吸，

並且整個過程中感覺腹部都在用力。播放自己喜歡的音樂，坐姿轉體運動20～40分鐘，就可以輕鬆達到流汗排毒的效果。

## 舒展排毒

(1)**基本舒展運動**：①身體站直，雙腳張開，腳尖向前。手掌相合，與胸部等高，向前伸展雙臂。②緩緩將手臂繞向後，朝下，放到背部，雙手緊握，手臂打直（兩手臂部成直線）；接著深呼吸，肩膀向後挺。③吐氣，向前彎腰，高舉手臂過頭（兩手仍緊握著）。④雙手緊握，手臂輕鬆地放在背後，緩緩恢復到站立姿勢。輕輕轉向右邊，再換左邊。重複整個伸展運動3次。

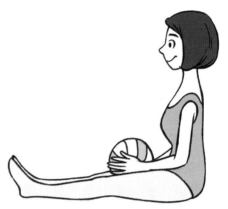

(2)**腿筋舒展運動**：保持坐姿，右腿伸直，左腿彎起，左腳腳掌朝右腿內側（盡力而為）平放。右腿微微彎曲，兩手自然地貼著地板，從臀開始向前傾，直到你感覺到有微微的拉力。腳尖要垂直朝上。保持此姿勢，數到30，放鬆，左腿重複做此動作。

(3)**手臂舒展運動**：慢慢站起來，左臂高舉過頭，用右手抓住左手肘。接著左手彎曲，努力往下摸到肩胛骨。輕輕將左臂往頭部方向拉。手臂、頸部、肩膀放輕鬆。保持此姿勢，數到20，然後放開，換手繼續。

(4)**背部舒展運動**：坐下來，膝蓋屈起到胸部，腳踝交叉，雙手抱膝。頭垂到膝蓋上，向後仰到脊椎抵地為止。如此前俯後仰做幾次。

**小叮嚀**

排毒不只是淨化身體，更是一種良好習慣的堅持。排毒要培養健康的生活方式，平時注意運動，應適當地跑跑步、出出汗，解放阻塞的毛孔，保持心情舒暢以及充足的睡眠。每天洗澡時，盡量使用不含化學物質和泡沫較少的沐浴乳，清除死皮以疏通堵塞的毛孔，幫助汗液排

出。每週進行一次蒸氣浴，也能有效加快新陳代謝，排除毒素。浴前喝一杯水能幫助加速排毒，浴後喝一杯水補充水分，同時排除剩下的毒素。

# 隨時可做的排毒小運動

妙招
48

毒素容易堆積的原因之一就是缺乏必要的運動，只要讓身體時不時地動一動，機體就會呈現活躍的狀態，排毒機能就不會遲鈍了。生活中，很多運動，看似簡單，但只要固定持續的做，都會收到不錯的預防毒素堆積和排毒的效果。

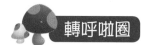

轉呼啦圈不僅僅是一種流行，更是一種很好的排毒健身運動。當身體帶動呼啦圈前後左右搖擺時，體內的熱量在不斷消耗。同時由於腰部的不斷轉擺運動，使腰部的脂肪也逐漸變少，變得結實勻稱；臀部也在不斷地運動，這樣就有效地刺激大小腸的蠕動，使消化、吸收和排泄過程更加順暢。

轉呼啦圈要有節奏感，身體可以向左轉20下，再向右轉20下，如此循環重複；轉呼啦圈技巧高的人還可以從腳踝關節開始轉圈，轉到胸部甚至是頸部，然後再往下轉，這樣全身的關節和肌肉都能被刺激活絡起來，毒素和脂肪也就無處藏身了。

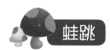

蛙跳這種運動看起來非常簡單，做起來卻要比想像中困難得多。但是，蛙跳可以讓腹部得到充分的運動，這樣腸道就可以充分蠕動，加快宿便的排除，能有效預防毒素在腸道的堆積。

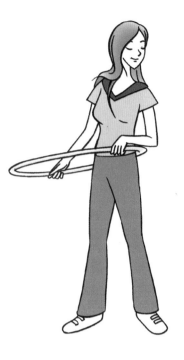

選擇一塊空地，然後圍繞空地進行蛙跳，直到感覺雙腿痠痛為止。剛開始做難度比較大，但只要你能堅持下去，就會看到非同一般的排毒減肥效果。

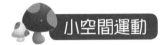 **小空間運動**

即使在辦公室或家裡也可以做一些有效的排毒運動。下面一些運動可以刺激淋巴系統排毒，同時能夠增加人體的吸氧量，從而為大腦提供充分的能量。

(1)**彈跳**：隨意地跳躍運動。

(2)**深蹲**：雙手置背後或自然下垂，兩腳與肩同寬，做蹲起運動。

(3)**扶牆挺身**：雙手扶牆壁，做挺身姿勢。

(4)**伸展運動**：充分活動頸、肩、腰、髖、膝等關節。

**小叮嚀**

有人認為出汗越多，運動效果越好。這是不對的。特別是在秋冬或初春天氣較涼的時候，出汗過多會造成毛孔擴張，涼濕之氣乘機侵入體內，容易使身體受寒而著涼感冒，甚至可能引發呼吸道疾病，造成嚴重後果。如果氣溫適宜，適當出汗是有益的。中醫認為，適當流汗是能夠排毒的，而過量流汗，則會帶走身體裡的一些微量元素，耗人心血。所以，在天氣較涼的時候，不宜出汗過多，剛出汗就應該結束鍛鍊，還要注意防止著涼。如果感冒了，就要注意休息，不要再進行鍛鍊。

# 可以排毒的小體操

做做小體操，也是可以輕鬆排毒的。

 **面部緊膚排毒操**

面霜用手掌溫熱揉開後，都可採用這套手法促進面部皮膚排毒：①採取坐姿，手肘置於膝蓋上，臉朝下，將整個頭部的重量置於雙手的手掌中（這有助於將臉部的淋巴毒素集中到中線位置，借助按摩加以排除）。②將額頭置於掌心，並用掌心按壓額頭。③雙手掌心朝上，掌心完全覆蓋住眼睛與眼睛四周，手指蓋住額頭。④雙手避開鼻子部位，滑至雙頰，按壓。⑤雙手張開，手指指向兩耳，由下往上托住（或者說「握」住）下頦。⑥雙手略微往上，食指插入耳後，中指按住耳中（穴位），雙手其餘部分按住臉頰（以上每個動作都保持10～15秒鐘）。就這麼簡簡單單的一套動作，能夠促進淋巴排毒與血液循環，間接地，也有助於加快斑痕的代謝。

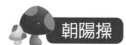 **朝陽操**

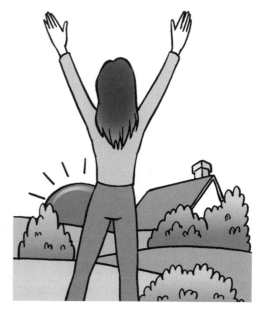

每日迎著朝陽晨練，練後頓感全身朝氣勃發；看著旭日東升，萬千氣象，心情自然也會豁然開朗；既鍛鍊身體，又利於精神排毒。①吸氣，左手外展與肩平，掌心向前；右手曲肘近胸，掌心向後，兩手同時迅速向上甩呈立掌式，目視左前方。②呼氣，兩掌向右下呈弧形，右手直臂掌心向前，左手曲肘近胸，掌

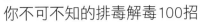

心向後，同時右足向右橫跨一步，與肩同寬，頭向右轉，目視右前方。③吸氣，右臂向右上方外展，掌心向上，左手甩掌，呈立掌式，掌心向右；左足尖上勾，同時腰部向左側彎至極限，右腿屈膝，左腿伸直，頭部由右轉向左下方，腰、頭同時發勁，目視足尖。④呼氣，緩慢還原至預備式。⑤反方向重複一遍。

### 運動消脂操

每天3遍，每遍12回。練習此操，可以祛肥消脂，使身體強健。①呼氣，右足向右橫跨一步約與肩寬，左手緊貼後腰部，右手掌插於兩足間，觸地，體前屈，兩腿伸直。②吸氣，左右旋腰，右手向左上方劃弧形，然後緊貼後腰部，同時左手向右下方劃弧形。左手觸右足背發勁，目視右足背。③呼氣，緩慢還原成預備式。④反方向重複一遍。

### 活力強身操

有閒暇時就做做這套強身操，它可使人體恢復活力，排毒功效大大加強，從而使你英姿飄逸，氣沖雲霄。①吸氣，右腳向右橫跨一步，與肩同寬，兩手由體側呈弧形前平舉，然後回收至胸前，臂與肩平，掌心向下，頭部盡量緩慢仰起，雙肘盡力伸至最大限度，發力，目視上方。②呼氣，兩手緩慢前平舉，頭回至正中位。吸氣，翻掌，掌向上，兩手臂同時左右水平分開，下頜近胸肘發力，目視下方。③呼氣，兩手上舉，兩臂內旋，掌心向上，頭回至正中位；吸氣，頭部盡量向上仰，發力，目視上方。④呼氣，兩手由內側弧形下垂，同時內收右足至預備式。⑤反方向重複一遍。

### 壯心操

這項運動有壯心排毒之作用，可使你心寬意舒，秀氣明志。①呼氣，右腳向右橫跨一步，略比肩寬，隨後兩膝下蹲成馬步，同時兩手掌緊貼兩

膝，成騎驢狀，目視前方。②吸氣，起立，兩手從兩腿側上提至腰部，兩手中指點及腰俞穴，輕揉，同時彎腰前俯至極限，目視前下方。③呼氣，起立；吸氣，腰部後仰至極限，兩手中指點揉腎俞穴，目視前上方。④吸氣，接上式，緩慢還原成預備式。⑤重複一遍。

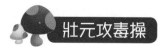 **壯元攻毒操**

　　右腿成右弓步，然後吸氣傳導，兩手成虎爪交叉式之後，呼氣，兩手徐徐上舉到頭頂成弧形收回腰側，兩臂需自然放鬆。吸氣時，納取正氣，呼氣時，排除邪氣，返回元氣之源。這個操可以幫助人強壯身心，補充元氣，以及攻毒排毒。每日早晚2遍，每遍8回。練習此操時，應該正氣凜然，有扶陽驅魔的感覺。

# 呼吸運動可排毒

**妙招 50**

　　肺臟是重要的排毒器官之一，也是最易積存毒素的器官，因為每天呼吸的時候，空氣中飄浮的細菌、病毒、粉塵等大量有害物質會進入肺部。為了強化肺的排毒功能，要多做深呼吸。呼吸不僅給身體輸送氧氣，而且給內臟施以按摩，清除體內廢物，保持循環系統正常運轉並提高人的情緒。

**正確的深呼吸方法**

　　找一個空氣清新的地方，首先放鬆胃腹部，用指尖輕輕觸及；接著用鼻子平衡、緩慢地深深吸氣，此時指尖可感覺到胃腹部鼓起，直

到感覺整個胃腹部充滿了氣體；讓氣體在胃腹部停頓4秒鐘，再用嘴慢慢呼氣並盡量延長呼氣時間。正確的呼吸方法要透過練習才能掌握。

## 淨化呼吸道的呼吸方法

呼吸頻率越快表示一次的呼吸量越小，好不容易吸進的氧氣還來不及發揮作用就又被送出去了，而短促的呼氣又會使廢棄的二氧化碳繼續殘留在肺裡。因此，與其做100次短促的呼吸，不如經常提醒自己做深呼吸甚至腹式呼吸，幫助加速體內廢棄物的代謝，淨化血液。

淨化呼吸道的具體呼吸方法是：①將右手食指和中指放在前額中央，用拇指按住右鼻，從左鼻中呼出殘留氣體，然後再從左鼻吸入氣體。②拇指放開，用無名指和小指按住左鼻，從右鼻呼氣，再從右鼻吸入氣體。③然後再用拇指按住右鼻，從左鼻呼氣。如此反覆，每次做10組呼吸。需要注意的是：要做到從左鼻孔開始，到左鼻孔結束，以吸氣的兩倍時間，慢慢地呼氣。

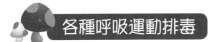

## 各種呼吸運動排毒

(1)**行走式呼吸排毒**：選擇在清晨或空氣新鮮的地方來進行此項運動。按照正確的行走姿態，三吸一呼地大步走，每4步為一個過程。要求走1～3步時進行吸氣，第4步時呼氣，呼氣時越快越好，可以使下一次的吸氣更深。這個練習有助於肺部健康，透過深呼吸和走路相結合的方式將毒素排

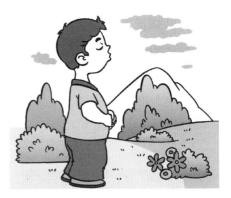

出。行走過程不宜太長，20分鐘左右即可，一定要注意呼吸節奏。

(2)**胸腹式呼吸排毒**：胸腹式呼吸的方法相對來說比較簡單。首先要選擇空氣清新的地方，採取坐或站立姿勢均可。深吸氣時，先使腹部膨脹，然後使胸部膨脹，達到極限後，屏氣幾秒鐘，逐漸呼出氣體，呼氣

時，先收縮胸部，再收縮腹部，盡量排出肺部內的氣體。反覆進行吸氣、呼氣，每次3～5分鐘，每日進行2～3次。

(3)**逆腹式呼吸排毒**：這種方法坐、臥、站、行均可。方法是：收腹深吸氣，屏氣幾秒鐘後，擴張腹部呼氣，然後再收腹深吸氣。一吸一呼為1次，進行30次左右即可。之後，雙手空拳，輕輕拍打肚臍周圍30次左右。逆腹式呼吸可以促進腸道蠕動和腹肌的微動，加速腸內宿便的排出，對肺部和腹部的排毒均有良好的效果。

(4)**咳嗽可排毒**：自然界中的粉塵、金屬微粒及廢氣中的毒性物質，透過呼吸進入肺臟，既損害肺臟，又透過血液循環而「株連」全身。借助主動咳嗽可以「清掃」肺臟。在不生病的情況下，時不時主動咳嗽兩聲，也是一種較好的排毒方法。咳嗽時可以促使肺部清潔，保護呼吸道，增強人體免疫力。具體方法是：每天清晨或傍晚，在下雨後選擇一處空氣流通順暢的地方做深呼吸運動。深吸氣時緩慢抬高雙臂，然後突然用力咳嗽，同時迅速垂下雙臂，使氣流從口、鼻中噴出，將痰液咳出。如此反覆數次，感覺舒適即可。做完以後適當休息，做幾次平穩呼吸。

**小叮嚀**

呼吸排毒要注重深呼吸。深呼吸可以產生安定血液系統、加速血液流動、清除毒素的作用。深呼吸可以加速消除體內的毒素，還可以帶動淋巴系統的運作，使淋巴系統也能充分地排除毒素。從而使身體的健康狀況得到很大的改善。

# 排毒清腸養生操

妙招
51

如果擔心小腹突出，影響體形，或者有便祕等症狀，可以做腸體操排毒。

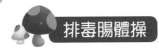

## 排毒腸體操

(1)平躺仰臥，雙手打開，自然放在身體兩側，兩腿伸直。右腿彎曲並倒向身體左側直至貼地，維持10秒鐘再換左腿。

(2)俯臥，兩腿打開與肩同寬，兩手撐地，盡量抬起頭部及上半身並維持10秒鐘，直到感覺腰部肌肉被充分拉伸。

(3)平躺仰臥，兩腿併攏，膝蓋屈起，身體放鬆，雙手放在腹部，按摩腹部肌肉。

(4)坐在椅子上，保持上半身筆直，兩腿併攏。雙手放在腹部位置，然後深吸一口氣，同時盡量讓腹部鼓起。

(5)保持動作(4)的姿勢，吐氣，同時盡量收緊腹部。

(6)回復到動作(4)的姿勢，盡量向腹部方向抬起雙腿，注意保持上半身筆直，兩腿膝蓋要併攏，運用腹部力量完成此動作。

(7)俯臥，以雙手支撐上半身重量，兩腿抬起並交替用腳跟敲打臀部，注意膝蓋要併攏，動作頻率越高，瘦身效果越明顯。

(8)盤腿而坐，雙手交叉，手心朝外，雙臂盡量向前伸直，同時吸氣並收緊腰腹部至最大限度，維持10秒鐘。

(9)平躺仰臥，雙手側平舉，抬起雙腿直至與地面成90°，注意兩腿併攏，成一條直線。

(10)保持動作(9)的姿勢，雙腿向身體左側傾斜至45°然後靜止，維持10秒鐘再換右側。

## 清腸養生操

(1)兩腳分開與肩同寬，腳尖稍微向外站立著。然後深吸氣後慢慢吐氣，需要把力量放穩，盡量輕鬆。

(2)兩手交叉手掌向外，邊吸氣邊慢慢把手往頭上伸。然後放鬆再邊吐氣邊手往下放。做5次。

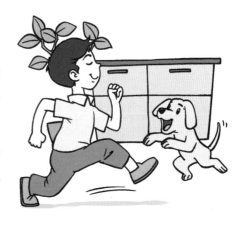

(3)大腿的肌肉連接著腰骨，如果經常動的話對刺激腸有幫助。首先必須上仰，放輕鬆。

(4)把一條腿彎曲後用兩手抱住膝蓋，邊吸氣邊用力地往胸膛拉。再慢慢地吐氣歸位。

(5)另一條腿也相同，大腿壓迫下腹有助腸內的氣體放出。睡前左右各3次，不要過於勉強。

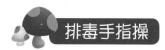
## 排毒手指操

手指對於人的健康產生了十分重要的作用，手指操能產生消除疲勞、減輕精神負擔、緩解緊張情緒的神奇功能。每個人的10個手指都對應著身體的某個部分，並產生調節和梳理的作用。

(1)**擠壓中指**：左手自然伸平，右手大拇指順手掌方向放在左手中指上，其他手指與大拇指輕輕擠壓左手中指。過一會兒用同樣的方法換到右手上。此節手指操具有提神、消除疲勞、減輕精神負擔等功能，讓人很快平靜下來，有助於呼吸和增強視力。

(2)**輕攏中指**：左手伸平，右手大拇指放在左手中指一側，右手其他手指輕輕攏住左手中指，過一會兒同樣方法換到右手中指上。此節手指操可積蓄力量，幫助呼吸通暢，增強視力與聽力，消除腳痛，使人擺脫萎靡不振的精神狀態。

(3)**輕擠無名指**：右手大拇指從手掌方向放在左手無名指和小指上，其他手指放在左手背上，一起輕輕擠壓，片刻後再換到右手上重複此動作。此節手指操能安神，減輕疲勞，緩解精神壓力和緊張情緒，幫助呼吸，增強心臟功能。

(4)**擠壓手心**：右手大拇指放在左手食指和中指上，右手其他手指從手心方向擠壓，過一會兒用同樣方法換到另一隻手上。此節手指操能消除疲勞，減輕精神壓力。

(5)**頂大拇指**：右手大拇指內側和中指指甲蓋頂住左手大拇指，輕輕按壓，隨後換到左手上。此節手指操能積蓄力量，激活身體各部分組織，

消除疲勞，不再貪戀甜食，有助於減肥，改善臉色。

(6)**上挺手指**：左手無名指指甲頂住左手大拇指指肚，其他手指用力向上挺，過一會兒用同樣方法換到右手上。此節手指操能調整呼吸節奏，增強聽力，進一步改善臉色和保護皮膚，增強自信心，擺脫憂傷情緒。此方法在跑步、行走、散步、登山和做操時使用十分有效。

(7)**按壓指肚**：兩手中指指肚合攏，其他手指交叉放在指根處，輕輕按壓。此節手指操有助於消化，清除體內油脂，幫助呼吸，減輕疲勞，去除頭痛、背痛和腳痛。

(8)**手指上伸**：左手和右手的中指指甲蓋併攏，其他手指用力向上伸。此節手指操有助於呼吸，減輕脊椎壓力，安定情緒。

**小叮嚀**

如果覺得爬樓梯過於困難的話，在家裡抬高大腿走動也可以收到同樣效果。若每個人都能了解到「運動使腸蠕動」的道理，就不用擔心便祕了。

## 簡易瑜伽可排毒

妙招
**52**

學習瑜伽不僅可以保持身體健康，而且能改善精神不安，保持良好的精神狀態和積極、旺盛的生命力。簡易瑜伽動作適合於各個年齡段和不同健康程度的人。如果能保持每天鍛鍊，以準確的動作再配合正確的呼吸，不僅可以排毒，而且可使內臟的功能得到增強。

### 腹式深呼吸

將雙手放在腹部，保持腹部放鬆，用鼻子深深吸一口氣，使空氣充

滿胸、腹部，使肚子鼓起，用力擴展喉和胸腔；用力收緊腹部，將空氣排出。重複動作10次。這項運動可清潔肺部，加快身體的自行排毒機能。注意力要放在腹部呼吸上。呼氣時要用2倍於吸氣時的時間，讓氣流從口和鼻孔慢慢呼出，呼盡後，保持屏息狀態1～2秒鐘。瑜伽的呼吸方式有深呼吸、輕呼吸和靜呼吸。應根據動作幅度的大小、難易採取不同的呼吸方法。不論練什麼，練習前後都有必要做腹式深呼吸，每次做5秒鐘，以調整呼吸。

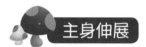

### 主身伸展

坐在地上，右腿向前伸，左腿從膝蓋向裡彎，正好碰到右膝內側，身體慢慢向前伸展，頭盡量往下低，直到雙手碰到右腳為止。只要感覺舒適，可以盡量向前伸展。然後換左腿前伸完成同一動作。這一姿勢作用於身體底部的能量中心，即脊椎骨底端。練習伸展了坐骨神經、脊椎骨和後背，作用於腎上腺、雙腿、骨骼和大腸。當上述能量中心失去平衡時，人的體重會很容易增加，消化系統還會出現問題，出現令人困擾的腹瀉和便祕等疾病。另外，這一運動還可以幫助緩解肌肉僵硬和疼痛等症狀。

### 胸式屏呼吸

跪坐、挺直背，慢慢吸氣仰頭，盡量拉長頸部，慢慢使小腹、中腹、胸部都吸滿氣，然後屏住呼吸，慢慢打開握拳的雙臂，盡量將胸擴展開，胸向前挺。屏氣時間以5～13秒鐘為宜。這一動作能消除肩背緊張，柔軟腰椎，消除頭痛症狀，增加肺活量，改善肺部排毒功能。

### 坐式壓腿

兩腳相對，兩腿盤起，雙手抓住雙腳，吸氣抬頭。然後，慢慢呼氣，上身前壓至腿部，停留幾秒鐘後還原。這一動作能拉長腰背，打開腿部韌帶，對消化系統起按摩作用，能增強腸胃的排毒功能。

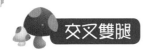

### 交叉雙腿

雙腿交叉坐在地上，背部挺直，掌心向下放在雙膝上。這一姿勢主要作用於胃部、膀胱、肝臟和神經系統，有協調新陳代謝，促進身體排毒、解毒功能。

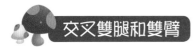

### 交叉雙腿和雙臂

雙腿交叉坐在地上，交叉雙臂，兩手各搭在左右肩膀上。這一姿勢作用於心臟的能量中心，即胸部，有益於心臟，能加速血液循環，把身體毒素及時帶走。此外，它還能促進肺部的排毒功能，對哮喘、呼吸不規則及高血壓均有一定療效。

### 貓的姿勢

四肢著地，頭朝下，臀部和膝蓋成一條線，肩膀和雙手成一條線，掌心向下按在地上，背部慢慢弓起，像貓一樣，維持幾秒鐘，然後慢慢地抬起頭，背部下陷。這一動作主要作用於骶骨的能量中心，即腰部骨骼上。它使脊背下部放鬆，可以加快血液循環，加速體內毒素的排出。此外，它還可以減輕關節炎，作用於生殖器官，幫助緩解痛經。

### 放鬆的姿勢

雙膝跪地，後背挺直，雙臂輕鬆地置於身體兩側，呼氣，然後雙臂向前，伸展全身，前額向下直至碰到膝蓋前的地面。保持這一姿勢6～10秒鐘。這一孩童樣的姿勢是結束練習的最佳方式。它伸展了脊椎骨、背部底端、脖頸和手臂，也是鎮靜和放鬆的絕好方法。

### 臀部運動

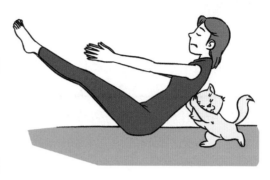

在地板上，交叉雙腿坐著，將手輕輕放在膝蓋上，用臀部前進，背部會因此向前拱。然後，用臀部後退，背部會向後弓起。前進時，吸氣；後退時，呼氣。剛開始時，做1分鐘，以後可逐漸增加到3分鐘。不要用手幫助身體前進，整個動作都要由臀部來完成。這個動作對下背部非常好，只需要一點點時間，就能讓你的下背部變得柔軟強壯。背部扭傷時，立刻做這個動作會非常有效。

**小叮嚀**

　　清晨和早飯之前是進行瑜伽體位鍛鍊的最佳時間。因為此時身體經過一夜的休息，體力得到了恢復，但生理上仍然存在一定的抑制狀態。早晨練習瑜伽，有利於神經的興奮，促進新陳代謝，對保持充沛的精神和體力投入一天的工作大有好處。

## 瑜伽清腸又放鬆

**妙招 53**

　　瑜伽清腸術不借助任何器械，只透過喝水和一些瑜伽動作，便能夠清潔大腸，排出宿便和毒素。可以改善面部肌膚，增強循環系統活力，還能淨化血液、腎臟和泌尿系統，治療胃脹氣、消化不良等腸胃疾病。瑜伽放鬆術可放鬆身心，排除毒素。如果一個人長期處於緊張狀態，很容易使內分泌失調，廢物毒素淤積，便會產生各種疾病。想擁有一個健康的身體，必須徹底地放鬆身心。

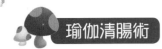

## 瑜伽清腸術

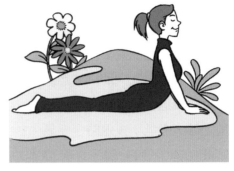

　　清晨的時候，不要吃任何東西。準備1壺溫開水和幾個玻璃杯，在水中加入一點鹽，快速將鹽水喝完。然後立即按照以下5個姿勢做瑜伽，每個姿勢做6次，連貫完成此套動作：

　　(1)**摩天式**：自然站立，雙腳稍微分開。吸氣，踮起腳跟。雙臂交疊，舉過頭頂，向上伸展身體。呼氣，慢慢將雙腳腳跟著地，屈伸向下伸展背部，與地面平行。吸氣，提腳跟，向上抬起身體。呼氣，手臂側平舉，同時打開。

　　(2)**風吹樹式**：挺身直立，雙腳併攏，手臂放在身體兩側。吸氣，雙手在頭頂合併，提腳跟。呼氣，身體從腰部彎曲，向右傾，保持數秒鐘。吸氣收正，呼氣向左，再吸氣收正。

　　(3)**腰旋轉式**：挺身站立，雙腳分開，與肩同寬。手指交叉，吸氣，兩臂高舉過頭。轉動手腕，掌心向上。呼氣，向前彎身，彎到兩腿和背部呈90°為止。目視收手。吸氣，軀幹盡量右轉。呼氣，盡量向左方轉動身體。

　　(4)**眼鏡蛇扭轉式**：俯臥，雙手平放於上身兩側地板。吸氣，伸臂，將身體抬起，兩臂完全伸直；呼氣，保持此狀態。吸氣，向右轉動身體；呼氣，目視左腳跟，保持數秒鐘。吸氣，向左轉頭；呼氣，目視右腳跟。

　　(5)**腹部按摩功**：下蹲，雙手分別放在膝蓋上。彎曲左膝，放在地上。保持雙手放在兩膝上不動，吸氣，盡量將軀幹向右轉；呼氣，把下巴放在肩頭，目視身後。慢慢回到起始姿勢。彎曲右膝，在另一側重複以上動作。

　　練習這些姿勢可以放鬆肌肉和內臟，加速血液循環，使鹽水能迅速地透過身體。做完瑜伽之後，要迅速再喝兩杯水。然後立即以同樣順序重做以上練習。做完練習後，會排出大量尿液。排尿後，可仰臥放鬆身體15～20分鐘，但不要睡著。45分鐘內，不要進食。此功法一週所做次數由練習者自己決定。患有胃潰瘍或十二指腸潰瘍者不宜做此瑜伽清腸術。高血壓

患者不要用鹽水，用溫水即可。

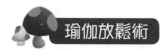 瑜伽放鬆術

(1)**仰臥完全放鬆式**：仰臥在墊子上，雙手分別放在身體兩側且與身體平行，掌心向上，雙腿分開約20公分。閉上雙眼，慢慢放鬆肌肉。盡量不要移動身體的任何部位，呼吸自然、有節奏。讓思想意識集中到吸氣和呼氣上，讓心靈感覺寧靜、安詳。把意識集中在呼吸上幾分鐘，身心就會慢慢地得到放鬆。最後慢慢睜開雙眼，從右邊側身起來，完成此動作；練習時間越長越好。如果以這種放鬆式進行瑜伽，可以將意識引向身體的各個部位，讓整個心理和生理系統都得到放鬆。

(2)**俯臥式**：俯臥在墊子上，雙臂向前盡量伸展，掌心向下，雙腿分開約20公分，閉上雙眼，放鬆全身。保持呼吸舒緩均勻，做到自然、有節律。同仰臥式一樣，將意識集中在呼吸上，心無雜念，平和寧靜。時間上不加限制，練習時間應越長越好。此法尤其適用於腰椎間盤突出、僵直和軀體佝僂者，對脊椎疾病的防治非常有益。

(3)**鱷魚式**：俯臥在墊子上，抬起兩肩，仰起頭部，雙手手掌托住下頜，雙肘著地。放鬆全身，閉上雙眼或平視前方。呼吸自然、有節律，並將意識集中在呼吸上。時間無限制，越長越好，自己感覺放鬆舒適即可。這個姿勢對患有氣喘病或其他肺部疾病、脊椎疾病者有很好的治療效果。

(4)**魚撲式**：俯臥在墊子上，十指交叉，放在頭部下面。側向彎曲左腿，左膝著地，膝蓋盡量靠近胸部。兩臂向左轉動，左肘靠近左膝，頭部右側枕在右臂彎曲處。整個身體看起來像一條撲動的魚，所以稱為魚撲式。以同樣的姿勢交換方位，重複此動作。保持正常的呼吸，心氣平和。練習這個姿勢的時間越長越好。有利於減少腰部的脂肪堆積，伸展腸部，刺激消化道蠕動，消除便祕，排除毒素。

**小叮嚀**

　　瑜伽自我冥想是瑜伽體位練習特有的休息方式，有一點像佛家的「打坐」。透過瑜伽自我冥想可以排除一切雜念，放鬆大腦皮質，舒緩緊張的神經，進入安靜的內心世界，與自然和自我交流，達到安神助眠、除煩減壓、養心理氣的效果。女性在經期或患有高血壓、嚴重筋骨損傷者在不宜練習其他瑜伽體位時，都可以透過單純的自我冥想練習來進行瑜伽排毒。

# 瑜伽休息術與五分鐘排毒法

**妙招 54**

　　瑜伽休息術與五分鐘排毒法適合於所有人群。感到疲勞的時候，可做一些休息術的練習以及簡單的五分鐘瑜伽排毒法，能夠迅速地消除疲勞，讓大腦恢復清醒，讓身心得到徹底放鬆。健康充足的睡眠能夠促進消化，對排毒尤其重要。所以多做一些瑜伽休息術與五分鐘排毒法是非常有益身心的。

## 瑜伽休息術

　　瑜伽休息術的練習方法非常簡單，但在練習此法時最好循序漸進，練習時間越長，效果越好。具體練習如下：

　　仰臥，雙手分別放在身體兩側，手心向上，雙腿稍微分開，以舒適為佳。可以用一塊毛巾或其他的軟布輕輕蓋住雙眼，以便能更好、更徹底地放鬆，然後排除一

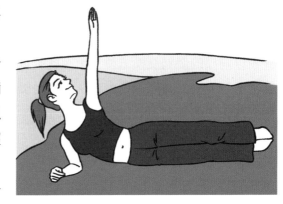

切雜念，將注意力全部集中到老師或教練員誦讀引導詞所指的部位。練習者按照引導詞做練習。

引導詞：先從身體右側開始，放鬆右腳腳趾、腳心、腳背、腳後跟、腳踝、右小腿後側、右小腿脛骨、右膝蓋窩、膝蓋、右大腿後側、右大腿前側、右腹股溝、右髖部、右臀部、右側腰部、右側腋窩、右肩膀、右上臂、肘部、前臂、右手腕、右手背、手心、右手所有的手指。

再轉到身體的左側，放鬆左腳腳趾、腳心、腳背、腳後跟、腳踝、左小腿後側、左小腿脛骨、左膝蓋窩、膝蓋、左大腿後側、左大腿前側、左腹股溝、左髖部、左臀部、左側腰部、左側腋窩、左肩膀、左上臂、肘部、前臂、左手腕、左手背、手心、左手所有的手指。

再轉到上身軀幹，放鬆胸部、胸腔、心臟、橫膈膜、腹部、內臟器官、骨盆、性器官、肛門、腰骶椎、脊椎、背部。

再轉到頸部和頭部，頸部前側、頸椎、後腦勺、頭頂、頭皮、前額、臉頰、雙耳、眉毛、眉心、眼皮、眼球、眼瞼、鼻子、嘴唇、牙齒、舌頭、下巴、整個頭部。

在整個想像過程中，意識與呼吸緊密配合，精神集中並隨著身體部位的轉移而轉移。想像完以後可以做以下運動：

(1)雙手掌心摩擦發熱，按在肚臍上，輕揉腹部，按摩腹部內臟器官。

(2)摩擦手心發熱後拍打臉頰、頭部，並用大拇指輕輕按摩太陽穴。

(3)繼續摩擦手心，用發熱的手心摀住雙眼，輕輕按摩眼睛，使眼球放鬆，然後慢慢在溫暖的手心內睜開雙眼，十指分開，手指緩緩下滑，讓眼睛慢慢適應光線。

(4)深吸一口氣，慢慢呼出，屈雙膝，慢慢坐起。輕輕擺動頭部。然後慢慢站起來，雙腳併攏，雙手置於體側。

(5)深吸氣，雙手從身體兩側緩緩舉至頭頂，十指相交，轉動手腕，掌心朝天；呼氣，雙臂從兩側放下；再次吸氣，雙手上舉，十指相交，轉動手腕，伸直肘部，延伸脊柱，踮起腳跟；呼氣，放低腳跟，垂下雙臂。全部完成此瑜伽休息術。

練習瑜伽休息術還有一些事項是要特別注意的：①早、中、晚練習瑜伽休息術各有不同。②晨練時，放鬆身體各部位後，最好站起來，再做一些恢復精力的體操或運動，在溫暖的陽光中讓充滿精力的身體迎接新的一天的到來。③午睡時做此練習，就不用再做運動了，放鬆各部位後，感覺自己要進入睡眠狀態，便可休息一段時間，能夠很快地恢復精力。④晚上臨睡前做瑜伽休息術，完成後可對腳部做一些按摩。腳部按摩有助於身體各部位的健康運行，排毒更容易。

## 五分鐘排毒法

如果感覺沒有時間去做複雜的瑜伽，可以在每天下班回家後，抽出5～10分鐘的時間，做下面這套排毒瑜伽。這套動作不需要很長的時間，也不需要多麼複雜的動作，加一把椅子就可以了。這套瑜伽排毒操也很適合上班的女性朋友，中午休息的時候也可以在辦公室內進行練習，方便省時，在練習時注意穿著不要太緊，以寬鬆舒適為佳。

(1)坐在椅子上，右手扶住左腿膝蓋外側，吸氣，左手盡力往前伸直，五指張開，目光聚焦中指，深呼吸5次，手往上舉，再回到初始位置。換手重複此動作。

(2)坐在椅子靠前1/3處，雙手放在椅子扶手上，緊接著深吸氣，臀部離開椅子，雙手用力支撐身體，頭往後仰。

(3)深呼吸5次，然後慢慢地回復到起始姿勢。

(4)坐在椅子上，身體放鬆，向下彎腰，雙手撫雙腳，同樣深呼吸5次，再回到起始位置。

(5)按壓一下食指與虎口的交界位置。按摩此處，可控制食欲，幫助消化系統順利排毒。

**小叮嚀**

　　瑜伽的練習是一個循序漸進的過程，修練瑜伽能夠讓你的身體越來越柔韌，並變得強健。你應該立足這一基礎進行練習，然後逐步從外到內感受自己的精神、情緒的變化，直至深入到意識深處。如果從冥想靜坐進入瑜伽的最高層次時，就會感悟到生命的至善境界，身體的潛能得到發揮，從而得到心靈和肉體的最大愉悅，使身心得到淨化。

**妙招 55**

# 氣功排毒有妙招

　　氣功是中國特有的一種健身術，分為吐納、導引、行氣、服氣、食氣、練氣、靜坐、坐禪或內功等。中國古代氣功從一開始就用於治病和健身。氣功所以能夠治病，主要是因為它對大腦皮質和自主神經中樞及心血管系統能產生有益的調節作用，對機體的異常反應有矯正作用，對腹腔器官有一種按摩作用，對自身生理機能可產生自我控制作用等。練功對人體的影響是多方面的，它可以排除情緒的干擾，讓人體的生理、生化處於最佳工作狀態。氣功中的放鬆、入靜和呼吸可緩解大腦皮質對整體的應急性反應準備，為機體的休息、修復和調整提供有利條件，亦即可清除「七情」對機體的擾亂，降低機體對外在環境的劣性刺激的敏感性，減弱「六欲」的危害；經過緩慢調整，使整體耗能減少，增強機體的抗病能力。

## 細勻深長的呼吸

　　氣功的練習以腹式順呼吸為主，呼吸的要求就是要細、勻、深、長。

　　①細：就是呼吸要徐緩，這使得自主神經中的交感神經活動慢慢被壓抑，同時副交感神經的功能強化，使血壓下降，肌肉不緊繃，精神放鬆，有放鬆身心的良好作用，對於恐慌與焦慮有很好的預防功效。

②匀：是要求呼吸有規律及節奏，使體內的各個臟腑受其有規律、有節奏的刺激，並透過神經，作為一種自我調節信號傳至腦部，大腦接受這些刺激之後便處於α波狀態。這能使身心達到諧調，心神統一。

③深：就是要用橫膈膜呼吸，使膈肌活動範圍增加4公分。這樣可以使氣體充分到達肺部的有效腔，完成高效率的氣體交換，做到完整的呼吸循環，此外，膈膜呼吸可以增加腹壓，按摩內臟，使得腹腔血液流暢分布，並加強體內毒素的排除。

④長：就是氣能在體內有較久的停留，有充分的時間完成氣體交換，而且吸與呼之間，吐氣要長，這樣，每次換氣量較大，而且最大攝氧量也較多。

### 吐納強行排毒法

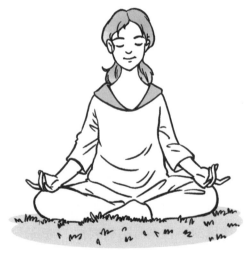

自然站立，全身放鬆，兩手護丹田，1分鐘後雙手手心向內，十指相對，順著身體慢慢上提到左右的期門穴，停10秒鐘，然後雙手十指用力空抓，用意念將體內的病氣抓出。抓時動作要慢，約5秒鐘後，雙手慢慢拉出，離身體20公分，這時雙手保持用力狀態，然後外翻180°，向前推出，推出時雙手放鬆伸開，手心向前，同時呼氣。呼氣時發「噓」的聲音，聲音不要大，微出聲，呼氣時要將一口氣呼盡，然後自然吸氣。當推出時雙手要推滿。停10秒鐘後，雙手慢慢翻轉180°，雙手手心向內，再慢慢拉回到左右期門穴，停10秒鐘後，雙手同時慢慢上提到左右雲門穴，停10秒鐘後雙手同時用力抓，意念是將體內的病氣抓出，停5秒鐘後雙手慢慢拉出離身體20公分，這時雙手保持用力狀態，然後雙手同時外翻180°，向前推出，推出時雙手放鬆，手心向前，同時呼氣。呼氣時發「呼」的聲音，聲

音不要大,微出聲,呼氣時要將一口氣呼盡,然後自然吸氣。當推出時雙手要推滿。停10秒鐘後,雙手慢慢內翻180°,手心向內。再慢慢拉回到左右雲門穴,停10秒鐘後下降到左右期門穴,反覆做。時間可根據個人情況來決定,約20～30分鐘。

　　吐納強行排毒法是利用呼吸結合自身的內力,快速強行排毒,對臟器的疾病,尤其是對肺、肝、脾、胃等疾病和晚期癌症病人的排毒效果顯著。強行排毒是排出臟器的病毒氣體,破壞癌細胞的生存環境,經過長期實際驗證,凡是放下包袱,刻苦練功的人都收到了顯著的效果。

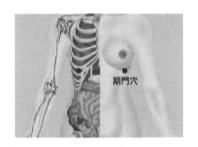
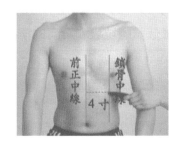

**小叮嚀**

　　氣功鍛鍊可將下列毒素排出體外:①固態形式的大便。②液態形式的汗、尿液,女性多一個月經,此外在練功中出現流鼻涕、流眼淚、咳痰,或是皮膚出現膿皰等以液態方式排毒的現象。③氣態指的是呼吸,深度的呼吸能將體內的廢氣排出體外,此外打嗝、打哈欠或是放屁是練習氣功常見到的氣態排毒方式。④消耗體內多餘的脂肪。⑤以正面情緒來化除憤恨、自卑等壞習氣。

# *e* 精神排毒有妙招

## 精神排毒很重要

> 只有精神健康了，才會有身體的健康；沒有精神健康，就沒有真正的身體健康。生活中、工作中的各種負面精神狀態是精神毒素產生的根源，知道了根源，就容易找到應對策略。壓力大或情緒急劇轉變會刺激人體分泌一種叫可的松的激素，這種激素會壓抑人體的免疫力，降低體內垃圾和毒素的排除率，很容易導致癌細胞的產生。

 **37種消極情緒**

工作壓力大，精神緊張，負面情緒增加，長時間得不到宣洩，極易產生精神問題。英國醫生發現了最常見的37種消極情緒，對照自身，把這些消極情緒統統趕出去，每天保證愉快的心情才是最好的排毒方法。這37種消極情緒分別是：

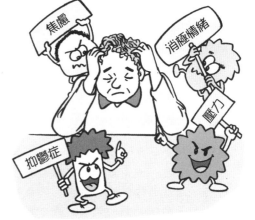

(1)痛苦、不安、敏感，且拒絕或無法表達內心的痛苦。

(2)莫名的恐懼。

(3)挑剔，對別人吹毛求疵，對任何事物都看不順眼。

(4)軟弱，總是忍讓，屈服。

(5)不自信，猶豫，總懷疑自己的直覺、能力。

(6)壓抑，接近崩潰邊緣。

(7)神情恍惚，記憶力差，學習能力差，總犯同樣的錯，缺乏對現實的觀察。

(8)空虛，依賴性強，佔有欲強，自私自利，總要求別人回報。

(9)總是空想，不喜歡行動，注意力難以集中。

(10)潔癖，自我嫌惡，過分在意清潔和細節完美。

(11)緊張、沮喪，感到壓力太大，懷疑自己，失意灰心。

(12)長期的絕望感，表現為長期失望，放棄了努力。

(13)孤獨，渴望傾訴，只在乎自己的感受。

(14)嫉妒、仇恨、厭惡他人和社會。

(15)懷舊，無法擺脫以前的情緒，總想回到過去或彌補過去的遺憾。

(16)感到無聊、鬱悶，精神渙散。

(17)急躁，煩躁不安，沒有耐心。

(18)自卑，自我否定，自我放棄。

(19)膽怯、害羞、膽小，杞人憂天。

(20)莫名地憂鬱，說不上原因，就是開心不起來。

(21)極度忍耐，壓抑自己，不懂釋放自己。

(22)身心俱疲。

(23)內疚，總是自責，總認為別人的不幸都是自己造成的。

(24)膽怯，總是擔心他人和外界會發生不測。

(25)驚慌，心慌，感到生存困難。

(26)緊張，自我強迫，過分死板、狹隘地要求自己。

(27)猶豫、徘徊，在兩個選擇之間無所適從，心情時好時壞。

(28)憂傷麻木，受到打擊後長時間陷入悲傷中。

(29)抱怨不滿，總是抱怨自己的不幸全是別人或環境造成的。

(30)痛苦茫然，勉強支撐，接近極限。

(31)固執、強迫，過分熱情，總想影響和改變別人。

(32)傲慢，支配欲強，有獨裁、控制和指揮的習慣。

(33)不穩定，適應性差，容易動搖。

(34)冷漠清高，過分自立，喜歡獨來獨往。

(35)焦慮，不停地擔憂同一個問題，無法擺脫。

(36)茫然、失落，感到沒有生活方向、目標。

(37)冷漠麻木，消極處世，心灰意冷。

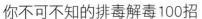
## 壓力是一種精神毒素

心理疲勞是在人們不知不覺的情況下，潛伏在人們身邊的一個「隱形殺手」，它不會一朝一夕就致人於死地，而是使人像慢性中毒那樣，到了一定的時間，達到一定的「疲勞量」，就會引發疾病。

研究證實，心理疲勞是由於長期的精神緊張、壓力、反覆的心理刺激及惡劣的情緒逐漸形成的。它超越了個人心理的警戒線，這道防線一旦崩潰，各種疾病就會乘虛而入，不斷產生。在心理上，會造成心理障礙、心理失控，甚至出現心理危機，表現為緊張不安、動作失調、失眠多夢、記憶力減退、注意力渙散、工作效率下降，等等；在精神上，會造成精神萎靡、精神恍惚，甚至精神失常；在身體上，則會引發一系列軀體疾病，如偏頭痛、高血壓病、缺血性心臟病、消化性潰瘍、支氣管哮喘、月經失調、性欲減退等。

## 焦慮也是一種精神毒素

焦慮已成為現代人普遍的「心病」，很多人莫名地擔憂未來，把危險無限地放大，感覺生活周圍危機四伏，以至於草木皆兵，明知沒必要如此不安，但已無法自我解脫。這種杞人憂天式的精神緊張並非來自真實環境，而是來自內心的威脅。因此，焦慮症還包括強迫症、恐懼症、心理障礙等。

人人都有焦慮情緒，透過自我調節和與人溝通，大部分人可以恢復正常。但是如果焦慮情緒持續三個月以上，並伴隨著失眠、心慌、頭痛、困倦、食欲不振、精神萎靡、坐立不安、記憶力減退、自主神經功能紊亂等症狀，就是患焦慮症的表現了。患焦慮症必須找心理醫生進行治療。

## 憂鬱症患者需要精神排毒

憂鬱症通常表現為長時間的情緒低落、悶悶不樂或悲痛欲絕，對日常生活喪失興趣，精神萎靡不振，失去自信。心理上的憂鬱常常會帶來機體功能上的失調。其外在表現為失眠、疲勞、無精打采、冷漠和性欲喪失，嚴重者甚至會出現自殺等極端的念頭。患了憂鬱症之後，人體免疫功能會下降，生理機能隨之減退，社會交往、工作和生活能力也隨之下降，也就是通常說的「人體內在動力」缺乏，提不起精神。

傳統觀念要求男人去獨立處理自己的問題，而不鼓勵他把自己的情感表達出來，或是尋求幫助或撫慰。許多男性已習慣長期壓抑自己的情感，而不像女人那樣想辦法把自己的情感釋放出來，以打發自己焦慮的心情，這使得他們變得暴躁且易怒。處於憂鬱中的男人，他們和親朋好友在一起時，對痛苦避而不談，而在行為上卻有暴力傾向，常常把妻子、孩子和身邊的其他人當作出氣筒。

### 小叮嚀

人們需要注重身體的排毒，更應注意精神上的排毒。像淋巴系統把毒素和廢物排出體外一樣，把一些負面的、消極的、淤塞的思維習慣和生活方式統統丟掉，讓所有的不痛快伴著大汗淋漓隨風而逝。

## 精神排毒的簡單方法

妙招 57

精神排毒是一項教人以積極的態度處事和思維的計畫。學會一些精神排毒小竅門，將引導你像排出體內的廢物和毒素一樣，可以清除塞滿頭腦的各種「包袱」。在覺得緊張、煩躁、情緒低落、沮喪時，不妨試試精神排毒小竅門。

## 精神排毒小竅門

(1)閉目養神，拋開一切思緒讓自己平靜下來，不要老想令自己心煩的事。可以想像一些美好的情景，令自己開心；還可以在座位旁貼一兩張漂亮的圖畫，或是能引起愉快思緒的照片。

(2)做深呼吸，把精神集中於胸腹部，慢慢地吸氣、呼氣，好像鍛鍊肺活量一樣。

(3)至少記住今天發生的一件好事情。不管今天多辛苦，回到家裡，都應該把今天的一件好事情同家人分享。

(4)合理安排家務，學會適當安排工作量，這樣能減輕一次性大掃除的壓力。

(5)去洗手間用涼水洗額頭，洗完後頭腦會清醒一些。午飯後，建議對鏡補妝，這樣會感覺自己漂亮又有活力。

(6)在疲勞緊張時，出去爬幾趟樓梯。如果不好意思無事亂跑，就拿一個公文夾爬樓梯。人們看到你匆匆上下樓的身影，會讚美你的敬業精神。而且還有更大的驚喜，那就是健美身材漸漸顯出。

(7)音樂具有安定和撫慰情緒的功效。想盡情發洩時，聽一聽搖滾樂；想理一理情緒，那最好選擇古典音樂。建議在辦公室放幾張自己喜歡的CD，情緒不佳時，聽聽音樂，緩解一下，但一定要帶上耳機聽。

(8)放慢說話的速度。也許桌上擺滿了要看的文件，右手在接聽電話，左手還要翻看資料。還要應付形形色色的人，說各種各樣的話，那麼一定要記住，盡量保持樂觀的態度，放慢說話速度。

(9)多吃能抵抗壓力的食物。如糙米、燕麥、蔬菜、牛奶、瘦肉等富含維生素B群的食物，洋蔥、大蒜、海鮮等含硒較多的

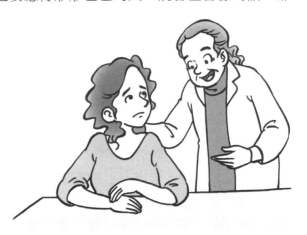

食物，或每天補充一粒維生素C，對舒緩情緒也比較有效。

(10)轉移注意力。當掃興、生氣、苦悶和悲哀的事情降臨時，可暫時迴避一下，努力把不快的思維轉移到高興的思路上去。例如，換一個房間，換一個聊天對象，特意去做一樁工作、去會見一個朋友等。

(11)馬上打電話給朋友，發發牢騷，就不會感到孤獨無助了，既減壓又能聯絡感情。寫日記也是一種很好的發洩方式，不但能讓心情變好，還能練文筆，也能為自己留下一點時間的記憶。

(12)飼養貓、狗、鳥、魚等小動物，或栽植花、草、果、菜等，都能產生打消煩惱的作用。遇到不如意的事，主動與寵物親近，寵物會逗主人開心，與寵物交流更可使不平靜的心很快平靜下來。摘摘枯黃的花葉，給花草澆澆水，或坐在葡萄架下品嚐水果，都可有效調整不良情緒。

(13)辦公桌越亂會越心煩，辦公室越刻板就會越感到累。把辦公室佈置得簡潔、舒適而清新，這樣就不會老是覺得壓抑了。在牆上貼幾幅溫馨柔美的小畫，在桌子上擺上幾盆美麗的小花草，讓辦公室輕鬆靈活起來。

(14)自己準備一個小桌曆，把第二天要做的事情列一個清單，分清先後，讓自己明瞭明天的任務，這樣就不會老是覺得莫名的忙碌了。

### 精神排毒操

(1)身體直立，雙腿併攏，稍微抬頭，閉目寧神。這時，右手臂屈肘，五指自然伸開，輕微撫胸。左手微按腹，並進行深呼吸10～20次，雙手掌心隨之起伏。

(2)雙手用力緊握拳頭，兩腮鼓足憋氣5秒鐘。咬緊牙關不放鬆，張大嘴默喊5秒鐘。

(3)雙手抱頭，兩肘夾住面頰，稍用力下壓使頸部前屈，然後頸部用力盡量後仰，做8次，每次靜止1～2秒。

(4)身體直立，雙腿併攏，面對牆半步遠。這時，雙手臂屈肘，五指自然伸張，雙手稍向上扶牆，肩臂展平，身向前傾，閉目寧心，進行深呼吸10～20次。

(5)用一種最舒適的姿勢坐在高度適中的椅子上，然後閉上雙眼，努力想像自己正坐在或躺在一葉泊於港灣的小舟上，小船隨著湛藍的海水泛起的輕波蕩漾著，天空中幾朵浮雲在自由地徜徉……你盡情地享受著這一切。

精神排毒操是法國人發明的，每天可練習1～2次，每次約30分鐘。需要特別注意的是，這套操在練習時越慢越好，慢動作能收到更好的效果。

# 簡單生活有助於精神排毒

妙招 58

提倡簡單的生活，絕不是減少生活的內容，降低生活的品質，取消人們應有的欲望，而是要人們崇尚自然，活得輕鬆自如。簡單生活應該是一種心理狀態，而不是簡簡單單地只講物質上的東西。對現代人來說，生活方式越簡單、原始和自然，就越能遠離現代生活帶來的各種傷害。

## 安靜地休息

晚上回家後不要急著打開電視，先一個人靜一會兒，做點自己愛做的事，比如先看幾頁書，聽聽優美的音樂，彈一會兒鋼琴，與家人談談心。或者乾脆靜靜地坐著什麼也不想，讓自己遠離白天的喧鬧與嘈雜，讓心靈得到休息，讓頭腦得到徹底的淨化。這比起毫無目的地接受雜亂無章的資訊要有意義得多。如果你每天晚上都有一段真正屬於自己的時間，就不會覺得活得很累了。

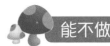

### 能不做的事情就不做

我們總是覺得有很多事情
沒有做，總是覺得很忙，總是
覺得有種莫名其妙的壓力感，
但卻不知道壓力從哪裡來。
其實，這只是一種感覺，本來
就沒有什麼了不起的事。不妨
把每天要做的事和每天沒有做
完的事列一張清單，記在桌曆

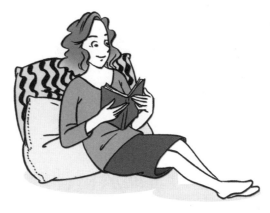

上。再看看哪些是重要的，哪些是不怎麼重要的，哪些是無謂的。學會避
重就輕，生活壓力就會減輕很多，也不會每天瞎忙了。嘗試一段時間什麼
也不做，會驚奇地發現自己還是好好的。

### 放棄一些無意義的聚會

城市中人至少每週末都會參加一場以各種名義為主題的聚會。在聚會
上與新朋友老同事們相聚，定是少不了酒、菸的助興，往往，在缺乏自制
能力的情況下會不知不覺地酒喝多了，菸抽多了，酒精與尼古丁絕對會讓
身體累積更多的毒素，即使接下來的一週時間內都在吃水果，也無法將這
些毒素排除乾淨。因此，要放棄一些無意義的聚會。

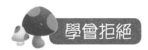

### 學會拒絕

我們總是礙於情面做很多自己不願做的事，不但浪費了時間和精力，
還把自己弄得疲憊不堪、興趣索然。在開始過簡單生活的時候，一定要減
少對別人的承諾。如果別人的邀請沒有太大的意義，應該學會果斷而禮貌
地說「不」。

# 釋放壓力有助於精神排毒

妙招 **59**

> 　　壓力是人體最大的一種精神毒素，能夠刺激腎上腺激素的分泌，讓人體正常的生理狀態發生紊亂，導致排毒不暢、毒素積滯。壓力還能令人產生興奮感和緊張感，出現神經系統興奮和抑制機能失調等狀況，影響內分泌系統的正常運行。

 **釋放壓力的簡單方法**

　　要善於處理問題，把所有的事情按照重要程度排列，一件一件去解決。工作完成之後，休息一段時間，出去走走，這時候就不要再考慮工作了。專注於周圍的一切，什麼也不要想，虔誠地去體會此時的感覺。

　　心理學家認為，哭能緩解壓力。遇到不順心的事，大聲地哭出來，將痛苦抒發出來要比深深埋在心裡有益得多。

　　女孩子最喜歡做的兩件事是吃零食和逛街，而這樣做的目的不僅僅在於滿足了對食物的需要和購物心理，還在於可緩解緊張情緒，消除內心衝突。

　　整理舊衣服會使人回憶起某一段時間的感受，美好的回憶總是讓人留戀的，這樣也可在無意間緩解壓力。

　　看書、寫字能夠轉移注意力，一切憂愁悲傷在不經意間煙消雲散。讀書還可以陶冶情操，潛移默化地使人心胸開闊，不再畏懼壓力。

　　把生活中所受的壓力用一張紙羅列下來，分成若干項，然後逐一化

解，這些所謂的壓力，便可煙消雲散。

躺在舒適的床上，想像一些美好的景物、美好的事情，如果願意還可以輕輕地把這些想像的東西說出來。

看恐怖電影的時候，可以暫時把工作壓力、情感困擾統統放下，減少壓迫感。

花香能夠透過嗅覺神經，刺激大腦邊緣系統的神經細胞，可以緩解神經緊張，減輕心理壓力。

擁抱大樹可以釋放體內的快樂激素，令人神清氣爽，負面情緒自然就會消失。

多做運動可以使人產生疲勞感，身體疲勞則需休息，自然就減輕了精神方面的壓力。

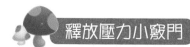 釋放壓力小竅門

運動有助身心健康，流汗促進新陳代謝，廢物即被排除，有助釋放壓力。研究人員發現在經過30分鐘的腳踏車的運動後，被測試者的壓力指數下降了25％。上健身房，快走30分鐘，或者在起床時進行一些伸展練習都行。

身心只有一副，一次專心做一件事，一次也只擔心一件事，這樣你才能專心一意地充分運用自己的能力來做好。一副心腸一次解決一個難題，不僅增加成就感，還能減少因為應付不來而引起的焦慮。

集中精力完成最需要完成的事情，給自己良好的回饋，作為自我激勵的根基，只有根基架得穩，才有建造高樓的資本。集中精力後的放鬆，能夠讓自己在成就感

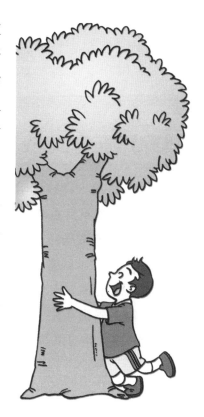

中釋放壓力。

也許有人會說你這不行那不行，不過聰明的人要努力發現自己的優點，還要能欣賞自己的優點。正面的自我期許，有助於進步。

人可以承受適當的壓力，卻不能永久忍耐。所以，每經過一段時間，要懂得徹底放鬆自己，度假、旅遊，或者什麼也不做，徹底給自己放一天假。休息，是為了走更長的路。

每天至少記住一件自己做的或者遇見的好事情。

說話的速度有多快，性子就有多急。記住，放慢說話的速度，說話的時候能有思考的時間，就不容易出現錯誤。說話速度過快，無形中便會增加壓力。

不妨和朋友一起說個小笑話，大家哈哈一笑，氣氛活躍了，自己也放鬆了。事實上，笑不僅能減輕緊張情緒，還有增進人體免疫力的功能。

努力工作，也不能忘記善待自己勞苦的身體。不只是傳統的全身按摩，還包括足底按摩、修指甲或美容，這些都能讓精神鬆弛下來。

## 排除焦慮有助於精神排毒

焦慮是指一種缺乏明顯客觀原因的內心不安或無根據的恐懼。預期即將面臨不良處境的一種緊張情緒，表現為持續性精神緊張（緊張、擔憂、不安全感）或發作性驚恐狀態（運動性不安，小動作增多，坐臥不寧，或激動哭泣），常伴有自主神經功能失調表現（口乾、胸悶、心悸、出冷汗、雙手震顫、厭食、便祕等）。焦慮時一定會有錯誤的思維存在，正是其錯誤的思維維持著精神的緊張和身體的不正常反應。也可以說，錯誤思維是焦慮的本質。

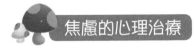

### 焦慮的心理治療

(1)自我肯定，自信樂觀，減少自卑感。

(2)自我放鬆，克服緊張情緒，緩解自己的壓力。

(3)自我反省。把痛苦的事情從潛意識中挖掘出來，然後發洩出去。

(4)自我刺激，轉移自己的注意力。

(5)自我催眠，可以用「數綿羊」或者用手舉本書讀等方法促使自己入睡。

(6)自我幻想，緩解情緒上的壓力。

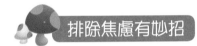

### 排除焦慮有妙招

情緒緊張時，可以做一些深呼吸，深呼吸能夠減緩呼吸速度，降低脈搏速度，有助於紓解壓力，消除焦慮與緊張情緒。

面臨壓力時，常常會做出一些咬緊牙關或者是繃緊肌肉的動作，嚴重時，甚至會感覺呼吸困難，這時候不妨放鬆下頜，活動臉部肌肉，還可以做一些肢體動作，如擴胸運動。多做運動能鬆弛肌肉，緩解壓力。恢復正常均勻的呼吸可參考下面的方法：上下轉動雙肩，並配合深呼吸。舉肩時，吸氣；鬆肩時，呼氣。如此反覆數次。

面臨每天的例行干擾，壓力來臨之前可以暫時先放鬆數秒，能夠改善焦慮的情緒。例如，在接通電話前，不要著急，先做幾次深呼吸。養成這種蓄意放鬆幾秒鐘的習慣，可以控制焦慮，緩解緊張的情緒。

心情不好、焦慮失落的時候，可以選擇一個合適的地方放聲大喊，這也是一種發洩情緒的好方法。注意空間的隱蔽性和靜音效果，不要影響到他人。

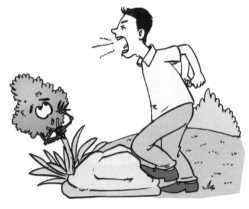

當情緒不好時，想辦法轉移話題，或者做點別的事情，如聽

音樂、看電視、打球、下棋、散步等，來分散自己的注意力。這樣可以使情緒得到緩解。

把自己心中的煩惱向親人或知心的朋友訴說甚至大哭一場，或者是用摔枕頭、打沙袋等方式，把積壓在內心的煩惱宣洩出來，這樣也會有利於身心健康。但是要注意宣洩的對象、地點和場合，方法也要適當，避免傷害別人。

當想得到一件東西，或者是想做某件事而未能成功時，為了減少內心的失望，可以找一個適當的理由安慰自己，這樣可以幫助自己在挫折面前接受現實，保持較為樂觀的態度。

 **焦慮症防治措施**

焦慮症是焦慮神經症的簡稱，是一種功能性或心理障礙。身體各系統並無疾病，也沒有任何危險性，不會危及生命。對其治療首先是心理治療。如何自我防治焦慮症呢？

(1)應充分認識到焦慮症不是器質性疾病，對人的生命沒有直接威脅，因此患者不應有任何精神壓力和心理負擔。

(2)要樹立戰勝疾病的信心，患者應堅信自己所擔心的事情是根本不存在的，經過適當的治療，此病是完全可以治癒的。

(3)在醫生的指導下學會調節情緒和自我控制，如心理鬆弛，轉移注意力，排除雜念，以達到順其自然，泰然處之的境界。

(4)學會正確處理各種應急事件的方法，增強心理防禦能力。培養廣泛的興趣和愛好，使心情豁達開朗。

(5)在可能的情況下爭取家屬、同事、工作單位上的關照、支持，正確解決引起焦慮的具體問題。

(6)適當服用抗焦慮藥，應依照醫師指示正確用藥。

(7)生物回饋治療，也有較好的效果。

小叮嚀

　　焦慮症患者必須使用抗焦慮藥。常用的有安定、利眠寧等，可以口服也可以肌肉或靜脈注射。如果焦慮伴有憂鬱，服用多慮平、阿米替林等三環類抗憂鬱藥有良好效果。但都應依照醫師指示正確用藥。

# 解除憂鬱有助於精神排毒

妙招 61

　　憂鬱症屬於情感性疾病，是由生理、心理、社會因素等多種原因引起的，是以持久的心情壓抑為主要症狀。憂鬱情緒對身體危害很大，影響毒素的排放和身體各器官功能的淨化。憂鬱症一般被分為外源性和內源性兩大類。所謂外源性，通常是指由外在環境事件所引起的憂鬱症，是對挫折、生活中的不幸事件、工作和學習的壓力等精神刺激事件反應的結果。如反應性憂鬱症、憂鬱性神經症等。而內源性則是由軀體「內部」因素所引起的憂鬱症，帶有明顯的生物學特點，如因遺傳成分而產生病症，是憂鬱症的一種常見類型。

## 憂鬱症的臨床表現

　　(1)情緒的改變：患者最突出的症狀是持久的情緒低落，表現為表情陰鬱，無精打采、困倦、易流淚和哭泣。患者常用「鬱鬱寡歡」、「淒涼」、「沉悶」、「空虛」、「孤獨」、「與他人好像隔了一堵牆」之類的詞來描述自己的心情。

　　(2)認知改變：患者對日常活動缺乏興趣，對各種娛樂或令人愉快的事情體驗不到愉快，常常自卑、自責、內疚。常感到頭腦反應遲鈍，思考問題困難。遇事老向壞處想，對生活失去信心，自認為前途暗淡，毫無希望，感到生活沒有意義，甚至企圖自殺。

　　(3)意志與行為改變：患者意志活動減低，很難專心致志地工作，儘

管他們可能有遠大理想和抱負，但很少腳踏實地地去做。他們想參與社交，但又缺乏社交的勇氣和信心。患者處處表現被動和過分依賴，心理上的癥結在於不願負責任。一般來說，憂鬱症很少自殺，但也有部分患者感覺活著空虛，人生乏味，聲稱想死。

(4)**軀體症狀**：約80％的病例，以失眠、頭痛、身痛、頭昏、眼花、耳鳴等軀體症狀為主向醫生求助。這些症狀往往給人體訴多而易變的感覺，有些症狀可以長期存在，但無明顯加重或緩解。這些症狀多隨著憂鬱情緒的解除而消失。

 ## 解除憂鬱的十四項規則

美國學者托爾認為，不同的人進入不同的憂鬱狀態，只要遵照以下十四項規則，憂鬱的症狀便會很快消失。這十四項規則包括：

(1)留意自己的外觀，自己身體要保持清潔衛生，不得身穿邋遢的衣服，房間、居家環境也要隨時打掃乾淨。

(2)必須遵守生活秩序，與人約會要準時到達，飲食休閒要按部就班；從穩定規律的生活中領會自身的情趣。

(3)與精力旺盛又充滿希望的人交往。

(4)即使在憂鬱狀態下，也絕不放棄自己的學習和工作。

(5)建立挑戰意識，學會主動解決問題，並相信自己會成功。

(6)主動吸收新知識，依照「活到老學到老」的格言，盡可能去接受新的知識。

(7)不得強壓怒氣，對人對事要寬宏大度。

(8)拓寬自己的情趣範圍。

(9)必須嘗試以前沒有做過的事，要積極地開闢新的生活園地，使生活更充實。

(10)最好將日常生活中的美好的事記錄下來。

(11)不要掩飾自己的失敗。

(12)不要將自己的生活與他人的生活做比較。

(13)即使是小事，也要採取合乎情理的行動。

(14)對待他人的態度要因人而異。

## 解除憂鬱的簡單方法

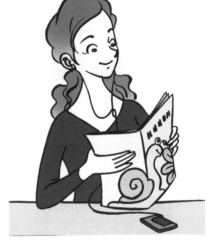

(1)憂鬱往往是因某種情緒、情感被壓抑而引起的，找親朋好友傾訴一番，有助於憂鬱的消除。

(2)孤獨常常是憂鬱症的早期症狀。讓自己多參加各種社會活動，盡量多交幾個朋友並與之來往，治療憂鬱的效果常常勝過藥物。

(3)每天選擇聽一些輕快的音樂也能夠產生消除憂鬱的作用，但不要聽那些過於刺激或者過於沉悶的歌曲，否則，可能會適得其反。

(4)為自己設定一個切實可行的奮鬥目標。

(5)千萬珍重自己的身體。身體是本錢，隨著時間的推移，它必然會在心理上帶給我們一些成就感和優越感。

(6)培養一些業餘愛好，結交各種各樣的朋友。

(7)讀一讀童話，釋放一下心理的負荷。

(8)按摩方法主要是以揉捏關元穴為主，關元穴位於小腹肚臍垂直向下三寸處，也就是肚臍下四橫指處，是古代四大養生穴位之一。中醫學認為關元穴位於任脈，具有促進消化、改善內分泌紊亂、抗衰老的作用。按摩時可將雙手重疊按在關元穴上，順、逆時針方向各轉50圈，由慢到快，由輕到重。每天按摩1次，有利於排除經脈中的毒素，克服憂鬱情緒。

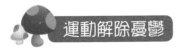

## 運動解除憂鬱

打打太極拳，每天早晨慢跑、散步，做一些體操運動，可以從根本上幫助抑鬱症患者擺脫困境。但運動必須有一定的強度、持續時間和頻率，

才能達到預期效果。以做健身操為例，內容包括跑步、跳繩、健身舞等，每週至少做3次，每次持續15～20分鐘。建議患者每天步行1,500公尺，並力爭在15分鐘內走完。以後逐漸加大距離，直到45分鐘走完4,500公尺。在開始運動鍛鍊時，應與醫生一同規劃。

### 營養解除憂鬱

多補充一些富含鈣類的食物，如豆製品、紅棗、韭菜、芹菜、蒜苗、魚、蝦、芝麻、冰糖、蜂蜜、核桃、牛奶等。最好戒菸戒酒，少喝咖啡。注意吃飯前不要用腦過度，吃飯時要保持心情平穩緩和，不要激動、憤怒，飯後休息片刻，不要立即工作，這樣都有利於緩解憂鬱情緒。食物中所含的維生素和胺基酸對於人的精神健康具有重要影響。所以，要多吃維生素B含量豐富的食物，像粗糧、魚等。患者也可服一定劑量的複合維生素B。

### 小叮嚀

以下10項內容可作為診斷憂鬱症的參考：①病前有憂鬱性格。②有精神因素誘發。③精神運動性抑制不明顯。④無體重減輕、厭食等生物學症狀。⑤心境憂鬱為主要症狀。⑥伴有焦慮症狀。⑦無嚴重的自責。⑧無妄想、幻覺等精神病性症狀。⑨有主動治療要求。⑩以往沒有發作間歇。

## 消除心理疲勞有助於精神排毒

妙招 62

生活節奏不斷加快，各方面壓力日益增大，人們常常會有工作太累、太辛苦的感歎。心理疲勞正在成為一個危害人類身心健康的隱形

殺手。對於產生心理疲勞的人，輕者出現厭惡、逃避工作、學習、生活的症狀，重者還可出現憂鬱症、神經衰弱、強迫行為以及諸如開始吸菸、酗酒等生活習慣改變的現象。產生心理疲勞的另一個主要原因是精神緊張和學習、工作過量。現代生活節奏加快及高度的競爭性，很多人害怕在競爭中失敗，由此導致了心理的緊張與疲勞，此外，繁雜的資訊轟炸、住房擁擠、雜訊、工作條件惡劣、疾病、家庭不和、人際關係緊張、事業遭到挫折等，也都是誘發心理疲勞的重要因素。事實證明，心理疲勞是一種必須排除的精神毒素。

 ## 消除心理疲勞有妙招

(1)要解除心理疲勞，必須對自我有一個客觀正確的估計和要求，不能對自己要求過高過急，凡事要講求一個適度。

(2)生理週期是因人而異的，所以應當找出自己的生理變化曲線，適當安排日常活動。

(3)健康的開懷大笑是消除疲勞的最好方法，也是一種愉快的發洩方式。

(4)高談闊論會使血壓升高，而沉默則有助於降壓。在沒必要說話時最好沉默，聽別人說話同樣是一種享受。

(5)適當調節生活節奏，在日程表中安排一些娛樂活動。

(6)沉著冷靜，正確處理各種複雜問題有助於舒緩緊張壓力。

(7)做錯了事，不要過分自責，不要耿耿於懷，繼續正常地工作。

(8)學會在適當的時候說不，不要害怕承認自己的能力有限。

(9)夜深人靜時，可以把生活工作中不如意的事講給自己聽，然後睡個好覺。

(10)既然昨天及以往的日子都過得去，那麼今天及以後的日子也一定會過去，多想想「車到山前必有路」。

(11)經過高強度的體力活動後，新陳代謝產生的乳酸就會積聚過多，造成人體體液偏酸性，會造成身體的痠痛和倦怠。可以多吃一些鹼性食物，來維持體液的酸鹼平衡。

(12)對於心理上的疲勞，個人還可以根據自己的性格和愛好，透過各種富於強烈情緒體驗的活動來充實自己的業餘生活內容，例如可去散散步，看電影，聊天，讀書等，從而避免因從事的活動過於單一而產生單調、消極的心境。此外，人一旦陷入緊張的心理疲勞，可透過按壓勞宮穴來解除。

## 心理疲勞的調節技巧

(1)平時要從小事做起，培養勝不驕、敗不餒，百折不撓的頑強意志。

(2)興趣的產生與大腦皮質上的興奮點相聯繫，對從事感興趣的工作不易疲倦，而對從事沒興趣的工作易於疲勞。應想辦法努力培養自己的興趣。

(3)工作要適當安排時間和輕重緩急，生活要有規律，重視積極性休息，適時進行一些體育鍛鍊，如跑步、游泳、打球和步行等，以提高肌體的活力、精力和人體在應付複雜枯燥工作時的適應能力。從而避免因從事的活動過於單一而產生單調、消極的心境。同時，每天盡可能保持7～8小時的睡眠，這對消除疲勞有明顯的效果。

(4)應與人為善，和親友、同事等處好關係。經驗證實人只有生活在融洽、快樂的氣氛中，才能有愉快的心境、開朗的性格、健康的心身，才不易產生疲勞，即使感到疲勞也容易很快消除。

(5)凡事要講究一個適度，不能對自己要求過高。

(6)無論從事什麼活動，一定要確立行動的目標，這樣才能不斷激勵自己，以獲得預期的成功。

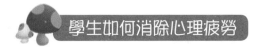 學生如何消除心理疲勞

(1)改善營養，保證睡眠，適當進行各種學習活動，做到勞逸調合。

(2)學生應根據自己的實際情況，分解個人階段性的奮鬥目標，用不斷取得的小成績激勵自己，從而增強學習興趣，恢復自信心，在愉快的情境中消除身心疲勞，學好各門課程。

(3)將個人理想同社會需要結合起來，跳出自我設計的小圈子，培養對社會的使命感與責任感，正確對待升學，社會輿論，個人的成敗、榮辱，從而提高自我心理的調節能力。

(4)在日常的學習生活中，要努力做到勝不驕、敗不餒，懂得「失敗是成功之母」，培養堅強的意志和堅韌的毅力。形成開朗、自信、熱情並樂於助人的良好個性，積極關心和參加團體活動，建立融洽的師生、同學關係，這會增強自己克服困難的信心與勇氣，並以高昂的鬥志、旺盛的精力和健康的心理去迎接各種挑戰。

(5)題海戰術只能造成心理疲勞與學習效率降低。為避免這種情況，應大膽要求老師適當控制作業量，聚焦於課程重點和核心，精心選題，做到精講精練，提高複習效果，減輕自己的身心負擔。

小叮嚀

　　沉思冥想有助於消除工作、生活中的緊張疲勞，產生放鬆身心的作用。當你感到疲乏、困倦、無聊的時候就去沉思冥想吧。你的思緒可以四處遨遊，只要是快樂的，沉醉的。不過，這種漫無邊際的胡思亂想只是日常生活中的一種補充，要適可而止，不可本末倒置。

## 擁有好心情有助於精神排毒

妙招
63

良好的心情對健康的積極作用是任何藥物都無法代替的，惡劣的心情對健康的危害則猶如任何病原體。其實，日常生活中保持良好心情的「砝碼」就在自己手中。

###  擁有好心情的簡單方法

(1)大笑可以使處於緊張狀態的身體迅速得到恢復。人在緊張時，心跳加快，呼吸急促，因此，緩慢地深呼吸可以使人鎮靜下來，會使你擁有一個好心情。

(2)遵照體內「生物時鐘」的規律，保持每天定時、定量吃飯，晚上按時上床睡覺。

(3)將心中的顧慮坦率地說出來，能使自己慢慢地感到踏實。如果羞於啟齒，不妨寫信告之親友，將壞心情拋於腦後。

(4)睡前洗個熱水澡，將不愉快的心情一起洗掉，睡個好覺。

### 情緒不佳巧宣洩

遇事樂觀、豁達、大度，或透過某些方式宣洩，及時釋放不良情緒。

寫日記可以把危險的壓力發洩掉，進而加強免疫系統，改善健康。

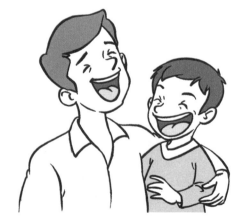

適當地發牢騷具有兩種積極的效果。首先，透過發牢騷，可從其中對自己的處境進行分析，使發牢騷成為找到解決辦法的第一步。其次，發牢騷能提高腎上腺素水準，有助於防止憂思。憂思是會導致抑鬱的。因此，情緒低落時，完全可以發發牢騷。

但必須注意遵守幾項規則。必須找到一個能夠忍受並懂得如何對待牢騷的人。此外，應該努力避免經常就同一個問題發牢騷。

在悲哀惆悵、心情憂鬱的時候，在工作、學習緊張疲勞的時候，在進行體育運動之前，在決定某項策略和決心進取之際，不妨長吁短歎一番，定會感到胸寬神定、豁達舒暢、精神飽滿、輕鬆愉快。

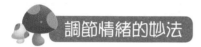 調節情緒的妙法

幽默是避免人際衝突，緩解緊張的靈丹妙藥。生活中要保持多笑勿愁，經常幽默一下，既可以給他人帶來快樂，也可使自己情緒舒緩，心境坦然。

努力增加積極情緒以抵消消極情緒。具體方法有很多，比如多交朋友，在人際交往中感受快樂；多立些小目標，小目標易實現，每實現一個小目標都會帶來愉悅的滿足感；學會多方思考，從容對待挫折與失敗等。

發怒是人遭到挫折時產生的一種緊張情緒，其程度有不滿、生氣、惱怒、憤恨、激怒、憤怒、暴怒。常發怒會損害身心健康，甚至引起身心疾病。因此，需用心理學方法巧妙制怒氣。在遇到令人憤怒的事情時，先想一想發怒有無道理，再想一想發怒後會有什麼後果，最後想一想有沒有其他方式來代替。這樣想過後就會變得理智起來。

把胸中的不愉快情緒，向你認為合適的人全盤托出。也可考慮與使你不愉快的人交換意見，把話說開，這樣就會感覺很坦蕩。或者，乾脆大哭一場，讓所有的不愉快都隨淚水流走。

心情不佳時，可透過循序漸進自上而下地放鬆全身，或透過自我按摩等方法使自己進入放鬆狀態。然後面帶微笑，拋開面前不愉快的事，不去想它，而去回憶自己曾經歷過的愉快情境，從而消除不良情緒。

遇到不如意、不愉快的事情，可以透過做另外一件事來轉移注意力，如讓自己轉而去聽聽音樂、逗逗孩子等。這是積極地接受另一種刺激，即轉移大腦興奮灶的好方法。

**小叮嚀**

　　義大利一個心理研究機構提出：如果心境不佳，那就快去理髮。因為在理髮過程中，從容安閒，加上理髮師剪、洗、修、按等對頭頸部的物理刺激，以及洗髮精、洗髮乳等香氣的化學刺激，會使人興奮和愉悅。生理舒適可造成心理舒適，理完髮攬鏡自觀，髮型改變，容貌整潔，可使自信增強，情緒好轉。

# 放鬆自己有助於精神排毒

妙招
64

　　身心放鬆應該是這個世界上最愜意不過的事了。放鬆的方式有很多，通常要經過很長一段時間之後才能見效。只要堅持運用這些放鬆方法，就能漸漸地達到一個完全放鬆的狀態，把生活中所有的憂慮和壓力化解掉。

### 有效的放鬆技巧

　　(1)傾訴可取得內心感情與外界刺激的平衡，去災免病。當遇到不幸、煩惱和不順心的事之後，切勿憂鬱壓抑，把心事深埋心底，而應將這些煩惱向你信賴且頭腦冷靜、善解人意的人傾訴，自言自語也行，對身邊的動物講也行。

　　(2)忘卻也是保持心理平衡的好辦法。忘卻有害無益的人和事吧，保持心理的平衡。

　　做好事，獲得快樂，平衡心理。做好事，內心得到安慰，感到踏實；別人給予反應，自己得到鼓勵，心情愉快。從自己做起，與人為善，這樣才會有朋友。在別人需要幫助時，伸出你的手，送一份關心給別人。仁慈是最好的品格，你不可能去愛每一個人，但你可以盡可能和每個人友好相處。

(3)雅趣包括下棋、打牌、繪畫、釣魚等。從事你喜歡的活動時，不平衡的心理會逐漸得到平衡。「不管面臨什麼樣的目前的煩惱和未來的威脅，一旦畫面開始展開，大腦螢幕上便沒有它們的立足之地了。它們隱退到陰影黑暗中去了，人的全部注意力都集中到了工作上面。」伊麗莎白就是透過畫畫治好了憂鬱症。

(4)讀感興趣的書，讀使人輕鬆愉快的書，讀時漫不經心，隨便翻翻。但抓住一本好書，則會愛不釋手，那麼，塵世間的一切煩惱都會拋到腦後。

(5)音樂是人類最美好的語言。聽好歌，聽輕鬆愉快的音樂會使人心曠神怡，沉浸在幸福愉快之中而忘記煩惱。放聲唱歌也是一種器度，一種瀟灑，一種解脫，一種對長壽的呼喚。

(6)當心理不平衡、有苦惱時，應到大自然中去。山區或海濱周圍的空氣中含有較多的陰離子。陰離子是人和動物生存必須的物質。空氣中的陰離子越多，人體的器官和組織所得到的氧氣就越充足，新陳代謝便能旺盛，神經體液的調節功能增強，有利於促進機體的健康。越健康，心理就越容易平靜。

## 快速放鬆的簡單方法

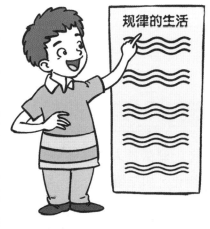

規律的生活

(1)深呼吸可以緩和即將爆發出來的情緒反應，只要幾分鐘的動作就可以使你精神為之一振。

(2)在3分鐘的時間內，可以試著做下面幾個動作來放鬆肌肉：①坐下，閉上眼睛。②吸氣，約持續吸氣6秒鐘，同時盡可能收緊肌肉。③發出嘶嘶聲地呼出吸進的氣，讓身體鬆弛下來，然後有節奏地呼吸20秒。④再重複2次即可。

(3)熱水澡是最古老的鎮靜劑，要放鬆自己，最好浸泡在比自己的體

溫高一些的熱水裡，時間不要超過15分鐘。溫水浴有同樣的幫助。

(4)盡可能不要安排午餐約會，讓自己的心靈休息一下，獨自一個人全神貫注慢慢地享受午餐。之後可以去散散步，一段10分鐘的輕鬆散步，可以讓緊張的情緒得以緩解，效果可持續1～2小時。

(5)規律性運動可能是解除壓力最實際的方法。做40分鐘運動，可以減少壓力長達3個小時，而且越緊張，運動之後就越能感到愉悅。每個人都需要有段空閒時間，如果不留些時間給自己，將會使自己顯得緊張、煩躁和焦慮不安，相對地也會影響到他人。

(6)必須了解百分之百的完美是不可能達成的，能夠達到90％，就已相當成功了。所有關於壓力解除的觀念，強調的就是利用一些技巧來平衡過多的壓力，並不是要讓自己什麼壓力都沒有。所以若不能自己控制壓力，不要一個人默默受苦，找醫生專家談談會有幫助。

**小叮嚀**

現實生活中沒有誰能夠一下子把所有的事情都做完，我們每個人都要學會在生活中有所選擇，有所放棄。能夠做到這一點當然並不容易，許多人在做出選擇時恰恰忽視了自我和自身健康。

## 擺脫緊張有助於精神排毒

妙招 65

緊張是人體在精神及肉體兩方面對外界事物反應的加強。好的變化，如結婚、生子；壞的如離婚、待業，日久都會使人緊張。緊張的程度常與生活變化的大小成比例。緊張會使人睡眠不安，思考力及注意力不能集中，頭痛，心悸，腹背疼痛，疲累。普通的緊張都是暫時性的。突發性的緊張是一種恐懼感。都市生活緊張，壓力大，追求高效率，但經常性地處於緊張狀態，並伴有不安、焦慮，那就是破壞

效率的緊張，會損傷判斷力，導致做出錯誤的決定。緊張還會消耗能量，引起疲勞、失眠；會無法控制情緒，易向別人挑釁；更會引起神經官能症以及高血壓、潰瘍病等心身疾病。因此，應避免過度緊張，這有助於精神排毒。

## 擺脫緊張的簡單方法

(1)給別人超越自己的機會，是不會妨礙自己前進的；而且，還會在別人的帶動下不斷地前進。

(2)千萬不要自己看不起自己。要充滿自信，就不會那麼緊張了。

(3)如果感到自己想要發脾氣，要盡量克制一會兒，並用抑制下來的精力做一些有意義的事情。

(4)切記不要過分苛求別人的行為，而應發現其優點，並協助其發揚優點。

(5)在繁忙的情況下，最可靠的辦法就是先做最迫切的事，並把全部精力投入其中，把事情做好。

(6)可以堅持自己認為正確的事情，但應該靜靜地去做，切記不要和別人一爭高低。

## 調整最佳工作心境

在工作中，應盡量保持輕鬆愉快，以興奮的情緒投入。易緊張者要了解自己的習性，選擇自覺最理想的情緒狀態去做事。

越是緊張的人，越容易用「別人干擾」為藉口增加緊張。不妨在自己的辦公桌上放一塊「請勿打擾」小板子或把對著別人視線的辦公桌轉個方向，中止受到視線干擾而產生的分心，也能較少感受到噪音。

## 自我放鬆訓練

心理治療學家認為，「當你感到緊張逐漸要形成的時候，必須放鬆你

自己」，或者「每小時你告訴自己『放鬆』，然後就這樣去做」。

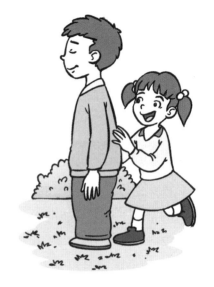

放鬆訓練中，完全放鬆練習需20分鐘，中度放鬆練習只要7分鐘。在做這種練習時，於小環境裡獨自一人，最好躺在床上，也可以站著或坐著。

深吸一口氣，看錶，對自己說4次「保持住」，過了7秒鐘，然後慢慢地把氣呼出來。這樣做4～5次，呼氣時想「美好的情景」或「平靜」兩字，使自己體會到緊張至放鬆的過程。另外配合肌肉從緊張到放鬆的訓練，把一組肌肉繃緊，形成張力緊張，暫停呼吸，感覺一下，每次7秒鐘，然後慢慢地放鬆，呼氣。同時放一張音樂治療CD，放鬆效果更佳。

**小叮嚀**

如果將緊張階段與鬆弛階段互相交替，任何頻繁的生活節奏都不會出現不必要的緊張。①避免忙亂，有效地利用時間和精力，掌握規律。②實事求是，不要做力不能及的事。③勞逸調合，一張一弛，注意放鬆。④生活要相對安定，不要在短期內做過多的變化。每次變動後應有一段適應時間。⑤注意改變生活環境，促進精神樂觀、心情愉快。一盆花，一幅畫，也會愉悅性情。⑥出現心理問題不能解脫時，應向親朋傾訴或尋求心理醫生的幫助。

# D 清洗排毒有妙招

## 大腸清洗法

> 成年人每天從小腸進入大腸的食物和水分為2,000克左右，經過大腸的吸收，最後只剩下200～300克糞便。正常人一晝夜應有一兩次排便。正常的排便應感到「快速、順暢、徹底」，便後感到渾身輕鬆痛快。糞便形狀應成牙膏狀，乾濕適度，沒有惡臭味道。如果排便不暢，便形不正常（如球狀）或有惡臭味，就說明已明顯地處於自身中毒過程中了。

### 人體垃圾的形成

大腸在攝入食物和水分後，在各種消化液和腸道細菌及微生物菌群的作用下，透過複雜的生理化學反應和生物物理作用，表現出以下功能：①形成熱量。②形成能量。③吸收水分及其他可吸收物質（包括異類物質或毒素）。④儲存和排泄垃圾和糞便。⑤刺激與大腸不同部位相對應的體內其他器官。⑥使腸道各類微生物和細菌群得以寄生，繁殖並發揮作用。大腸的上述6種功能，對整個人的生存和健康至關重要。但是，這些功能在某些條件下也與自體中毒有直接關係。

在大多數情況下，自體中毒並無自然症狀，所以難以覺察。如果不講究正確飲食，攝入的食物在一定的時間內不能被全部消化和吸收，就一定有一部分會發酵和腐敗。腐

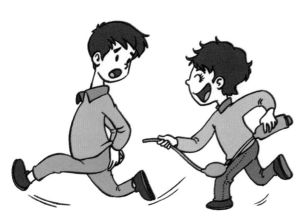

爛、酸臭、充滿毒素的液態腸溶物在大腸內被吸收，透過腸壁滲入方式並透過血液及淋巴進入全身，毒害整個人體。這種自體中毒是慢性的，經過多年後就會使人發病。

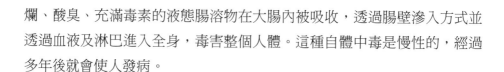

## 健康清洗腸胃排毒

人們要經常吃一些清淡食物及粗糧，可以適量增加燕麥、玉米等食物的攝入，還要多吃一些深色或綠色蔬菜。與此同時，吃飯的時候多喝一些粥或湯，比如小米粥、綠豆粥、麵條湯、新鮮的綠葉蔬菜湯等。這些清淡的食物和湯水都具有很好的「清火」作用。

經常吃油膩的食物，容易使人出現脂肪攝入過多的情況。這時候就要減少肉食、精食、甜食及糖果的攝入量，多喝水，尤其是多喝開水，這有利於恢復腸胃的正常功能，加快胃腸道的新陳代謝，將廢物及毒素排出體外。

平時喜歡吃煎炸食物或甜點，會對腸胃造成很大的負擔。常吃煎炸食物容易引起脾胃熱滯，導致腹脹或便祕；甜點吃多了會導致脾虛生濕，造成虛濕積滯，導致腹瀉。而水果有調整腸胃消化功能失衡的功效，因此，平時要多吃一些水果。不妨吃一些蘋果和石榴來緩解，因為蘋果有止瀉的功效，吃適量的石榴或飲用適量的石榴汁也能有效控制腹瀉。

### 小叮嚀

製備清洗大腸的天然灌腸液，應遵循以下原則：第一，要能有力地洗刷、蕩滌腸壁上的積垢；第二，有助於使人體內環境的pH保持正常；第三，能抑制腸內使人致病的微生物群，而又不影響甚至有利於人體有益的微生物。目前，各國人體清理專家們最常用並且符合上述三原則的天然灌腸液，就是在溫開水中添加一定比例的天然檸檬汁，或食用檸檬酸、蘋果醋、大蒜汁、優酪乳乳清，在某些情況下也使用甘菊液或藥食同源、無毒且無副作用的植物汁。

# 瑜伽胃腸道清洗法

> 瑜伽方法清洗整個消化道，是透過長時間連續飲用淨水，透過做出不同的運動姿勢，使水由口腔開始順消化道依次清洗胃、十二指腸、小腸和大腸，然後從肛門排出體外。凡經常（半月一次）採用此法清除體內垃圾的人，均稱效果極佳。

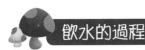 飲水的過程

　　準備14杯飲用水，平均每升水加入5～6克食鹽，使用鹽水而不使用淡水，是因為淡水能以滲透方式透過胃腸道黏膜被吸收到體內，變成尿從尿道排出，而鹽水不會被人體吸收，能透過大腸從肛門排出，這樣才能達到清洗腸道的目的。

　　整個飲水過程需飲10～14杯（玻璃杯）鹽水，所需時間通常為60～90分鐘，待熟練掌握方法後，需要45～60分鐘。首先喝完第一杯鹽水，然後立即完成以下4組動作。此後，每喝完1杯鹽水就接著做完4組動作，交替進行，總共（第一階段）要喝完6杯水，做6遍4組動作。

　　在做這些動作時，喝下的水慢慢地進入腸道，不斷下行至大腸。當喝完6杯水並做6遍4組動作後，應該去廁所。通常，第一次排便自然產生排泄要求，排出的糞便第一股尚成便形，之後糞便成軟狀，最後成液狀。

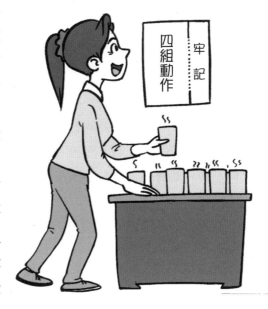

　　如果喝完6杯水並做完動作後仍無排泄需求，這時，暫不要再喝水，過5分鐘後再做一遍4組動作，再去廁所。此時如仍排泄不出，則應採取灌腸去通便，最

好在醫師協助下進行。

在完成第一次排便之後，接著應交替地連續完成以下做法：每喝完一杯鹽水，就接著做一遍4組動作，再接著去廁所排便。這樣周而復始地一直進行下去，直到當發現從肛門中排出的水，在清晰度上與飲用的鹽水相同了，就可終止飲水了。因每人腸所受污染程度不同，所以，飲水杯數也不同，一般為10～14杯。

當排出的「水便」達到所要求的清晰度並停止飲用鹽水後，還可能去一、二次廁所。這之後，應再喝3杯淡的飲水，然後，按瑜伽做法，用食指入喉壓舌根人為地刺激嘔吐，使胃排空，這樣結束全過程。喝鹽水後應做的4組動作，目的在於驅動飲入的鹽水從胃開始順胃腸道一直流入大腸。

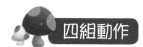

## 四組動作

(1)**第一組動作**。起勢：站立，雙腳相距30公分，雙手十指相交，手掌向上高舉過頭，背要直，正常呼吸。

動作：軀幹上半部不要轉動，先向左側彎腰，然後向右側彎腰，這樣向左彎腰4次，向右4次，共8次，時間約10秒鐘。這組動作可打開胃的幽門，使水由胃進入十二指腸。

(2)**第二組動作**。起勢：站立，雙腳相距約30公分，雙手自然下垂，背要直，正常呼吸。

動作：向前平伸右手，同時使左臂彎曲，並使左手拇指和食指觸及到右側鎖骨，接著，讓平伸的右手隨著軀幹向右後方轉動。轉動角度越大越好，雙眼看著手指末端。然後，軀幹往回轉向正前方，與此同時，右臂隨之向左轉，並彎曲，使右手拇指和食指觸及左肩鎖骨，左臂平伸向前，左臂隨軀幹繼續向左後方轉動，轉動角度越大越好，雙眼看著手指末端。這樣左右轉動一共8次，約需10秒鐘。第二組動作的目的是使進入十二指腸的水進入小腸。

(3)**第三組動作**。起勢：以雙腳的大腳趾和雙手手掌著地，支撐全身

離開地面，雙腳間距離約30公分。

動作：同時向左轉動頭部和軀幹，一直轉到能看到右腳後跟為止。然後向右轉動頭和軀幹，一直轉到能看見左腳後跟為止。這樣左右一共轉動8次，大約需10～15秒鐘。這一組動作的目的，是驅動水繼續在小腸內向前走。

**(4)第四組動作。**起勢：下蹲，雙腳相距約30公分，腳後跟的位置對著上腿外側，不要正對著臀部，雙手放於膝蓋上，雙膝相距約30公分。

動作：首先，頭部和軀幹向左轉動，左膝向前著地，將左膝置於右腳掌之前。此時，右上腿緊貼腹部右半側，用右手推動右上腿壓擠右腹，目的在於擠壓大腸右半部，與此同時，頭和軀幹盡量向左後方轉，以加強對腹部的壓力。然後，恢復起勢，右膝向左腳掌前方著地，用左手推動左膝擠壓腹部與左半側，頭部和軀幹向右後方轉。

上述動作交替進行，左右各做4次，一共做8次，需15秒鐘左右。

第四組動作整體目的是使達到小腸末端的鹽水進入並流經大腸。膝關節有障礙的人，做第四組動作會感到困難，可以換做簡式第四組動作：

坐式，雙腿向前，首先彎曲右膝，將右腿搭在左大腿上部，軀幹和頭肩向右後方轉動，右手支撐於床面，左手放在彎曲的右膝上，以彎曲的膝蓋作為槓桿扭動脊柱，並用右上腿擠壓下腹部。

然後，恢復坐式，將左膝彎曲並壓在右腿上，用左上腿擠壓下腹部。

**小叮嚀**

做完全部過程後，應在半小時後至1小時之間進餐。飲食應清淡稀軟，第一餐不要吃生食，且要少食。胃潰瘍、痢疾、瀉肚、急性結腸炎、急性闌尾炎、腸結核、腸癌患者不宜採用此法。瑜伽胃腸道清洗法，每2週做一次即可，不可多做。

妙招
**68**

# 肝臟清洗法

> 肝臟是消化器官，同時也是血液循環器官、新陳代謝器官。人體內糖類、脂肪、蛋白質、維生素、礦物質、水及激素的代謝，都與肝功能密切相關。由於肝臟具有許多重要功能，才使人體內環境總保持某一恆定狀態，維持正常的生命活動。但是，如果不遵循正確的飲食規則，就會使新陳代謝紊亂，特別是在大腸內積滯大量垃圾和毒素的情況下，由於滲透作用和血液循環中流入肝臟的是「髒血」，肝臟就會成為廢物堆積場，使肝臟的解毒功能不堪重負。

 **蔬果清肝排毒法**

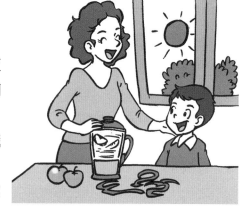

肝臟是人體重要的解毒器官，各種毒素經過肝臟的一系列化學反應後，變成無毒或低毒物質。我們在日常飲食中可以多食用胡蘿蔔、大蒜、葡萄、無花果等來幫助肝臟排毒。

胡蘿蔔是有效的排汞食物，它含有大量的果膠可以與汞結合，有效降低血液中汞離子的濃度，加速其排出。每天進食一些胡蘿蔔還可以刺激胃腸的血液循環，改善消化系統，抵抗導致疾病、老化的自由基。

大蒜中的特殊成分可以降低體內鉛的濃度。

葡萄既可以幫助肝、腸、胃清除體內的垃圾，還能增加造血功能。無花果中含有機酸和多種酶，可保肝解毒，清熱潤腸，助消化，特別是對 $SO_2$、$SO_3$ 等有毒物質有一定的抵禦作用。

小叮嚀

肝臟是人體中具有多種功能的器官，其每項功能對人的健康都至關重要。肝臟最突出的功能是濾血、化解和清除血中毒素。肝臟的一個血液源直接來自心臟和肺，這個血液源為肝臟提供了豐富的氧氣。另外一個血液源來自腸道區域的靜脈，這種血含有腸壁吸收的消化過的營養素，這使得來自胃腸道的血在進入全身循環之前先經過肝臟。肝臟最先獲得這些營養素，當然同時也最先獲得毒素。當肝細胞被嚴重堵塞後，肝就失去了正常的消化、血液循環、物質代謝的功能，因此，應進行肝臟排毒。透過恢復肝的正常功能，許多病症便會自然消失。

# 腎臟排毒保健

妙招
69

腎臟的主要作用，是從機體中清除亞硝酸類產物，排泄淋巴、血液和組織之間液體的毒素及有害的無機鹽類，保持人體酸鹼平衡，維持人體內部環境的穩定。如果腎臟被細菌、結石沉積以及累積的毒素充塞，它們將無法有效過濾血液，調節酸鹼平衡。一天一夜之間，腎要過濾大約180CC血。如果大腸靜脈血中攜帶的垃圾和毒素隨血液循環進入肝臟後不能被肝臟完全化解和清除，那麼，腎臟就成為大腸的第三個「受害者」和肝臟的第一「受害者」。

「髒血」長期大量流過，腎的濾血功能也不堪重負，由此導致腎功能退化，整個機體就會沉積亞硝酸類物質和其他不能被人體吸收的無機鹽類，細胞外的水分得不到正常的調解，人會出現水腫，酸鹼平衡也受到破壞。上述大腸、肝臟、腎臟的清理先後順序是從食物進入消化階段開始，然後順血液的運行安排的。血液在攜帶和運送營養物質的同時，也是垃圾和毒素的載體，按照血液循環的特點考慮器官清理次序具有科學性。

### 飲水清除腎臟垃圾

　　累積的垃圾可能黏在一起形成腎結石，大部分腎結石由黏附在重要器官上的廢物構成，要分解並清除這些毒素，飲水是一種很有效果的排毒方法。飲用的水成為人體血液的一部分，它清除廢物，清洗腎臟，為腎管排毒。水稀釋那些黏在一起、可能導致腎結石的小小的、刺激性的、芒刺般的凝塊。每天飲用新鮮的水以調節其體溫，潤滑關節和肌肉，促進消化，使廢物從腎臟和整個身體內排出。

### 食用排毒液體保健

　　新鮮水果和蔬菜汁是排毒液體的很好的來源。而且，植物類食物也含有大量的天然水和健康的營養物，藥草茶和無鹽湯都能透過豐富的液體為循環、泌尿系統排毒。小紅莓果汁是維生素C的極好的來源，並且含有一種據傳聞能溶解腎臟中的砂礫並將其清除到體外的天然果酸。飲用2～3杯小紅莓果汁傳送大量的酸來溶解砂礫。如果果汁太酸，可加一點甜果汁和一點蜂蜜。維生素C和小紅莓果酸鹽分解了草酸鹽凝塊，能加快它們通過廢物管道的移動。這也是一種使人身體年輕、養生保健的一種方法。

### 蔬果排除腎臟垃圾

　　腎臟是人體排毒的重要器官，它過濾血液中的毒素和蛋白質分解後產生的廢料，並透過尿液排出體外。黃瓜、櫻桃等蔬果有助於腎臟排毒。黃瓜的利尿作用能清潔尿道，有助於腎臟排出泌尿系統的毒素。黃瓜含有的葫蘆素、黃瓜酸等還能幫助肺、胃、肝排毒。櫻桃是很有價值的天然藥食，有助於腎臟排毒。同時，它還有溫和通便的作用。

　　新鮮蔬菜汁對人體的醫療保健作用十分廣泛。因其含有豐富的維生素和酶，特別是因為有機鉀含量高，對腎臟的清理具有良好的功效。無機物，主要是含在麵包及其他經高溫加工的高澱粉食品中的鈣（由有機鈣變成的無機鈣），會在腎臟中形成顆粒狀物。為了清除這種碎泥沙狀沉澱

物，並進行腎保健，蔬菜汁清腎排石法的配方是：胡蘿蔔汁300CC，甜菜汁和黃瓜汁各90CC；或胡蘿蔔汁270CC，西芹汁150CC，香菜汁60CC。蔬菜汁應在早餐前空腹服用，服後至少過15分鐘才能吃別的食品。如果在晚餐後2小時服用效果更好。

 ## 西瓜清腎排石

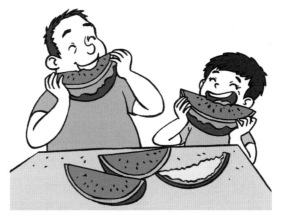

西瓜瓤和西瓜皮的汁，有強大的利尿作用，能使尿液鹼化，溶解尿中鹽類物質，能防止腎形成泥沙狀結石，同時又不刺激腎和尿道。需大量吃西瓜清腎排石，從經濟角度考慮，最好選擇西瓜大量上市季節。患者每天吃西瓜的數量要達到2,000～2,500克以上。每個療程為一週，應治療2、3個療程，但最長不要超過3個療程。在治療期間，餓了，渴了，都只吃西瓜。如果這樣感到抗不住饑餓，可適量吃些胡蘿蔔、芹菜、菠菜和香菜，主食可少吃一點，整體原則是盡量只吃西瓜，尤其是在晚上5～9時，更應集中大量吃。因為從生物節律上看，晚上是泌尿系統活躍時期，有利於排除垃圾。在治療期間，最好天天洗熱水浴。

### 小叮嚀

為了排除腎中毒素，提倡以工作或運動方式多出汗。每週洗兩次蒸氣浴也可。

# 醋療清洗排毒

妙招
70

> 醋療清洗排毒是以食醋為主要原料，再添加一些具有治療功用的天然食物、藥物，經過浸泡、煎煮等製法，內服或外用，以達到排除體內毒素的一種療法。

## 醋療功用

研究發現，食醋可提高肝臟的排毒及新陳代謝功能，抑制人體衰老過程中氧化物質的形成，降低體內毒素，延緩衰老，益壽延年。食醋是鹼性物質，可以中和人體中的酸性物質，維持人體的酸鹼平衡。

中醫認為，食醋具有下氣消食、開胃化積的功用。現代研究發現，食醋中所含有的揮發性物質及胺基酸等成分能刺激人的大腦神經中樞，使消化器官消化液的分泌增加，有助於加強消化功能，促使人體內過多的脂肪轉變為體能，還可使攝入的糖與蛋白質等的新陳代謝過程順利進行，因而能消除堆積在人體內過多的脂肪，具有良好的減肥作用。

食醋能促使微血管擴張，增加皮膚血液循環，並對多種細菌及病毒有抑制作用。民間常用食醋來治療病毒性感冒、病毒性肝炎、毒蟲叮咬、腳癬等疾病，具有很好的療效。

## 醋療用法

食醋有釀造醋和化學醋兩種。釀造醋是以五穀、糖或酒為原料，由微生物發酵製成的，它含有胺基酸、有機酸、無機鹽及醇類營養成分，對促進人體新陳代謝、清除體內毒素大有益處。而化學醋則以化學合成的冰醋酸為原料，加水稀釋而成，沒有什麼營養成分，因此，化學醋不能作為排毒用的醋。排毒療法所使用的食醋，一定要用優質醋，才能提高其排毒效果。

食醋與藥材浸泡的比例目前尚無統一規定，但一般認為，以食醋浸泡淹沒藥材2～3公分為宜。如藥材吸水量少可以少加入一些食醋，吸水量多的可以多加入一些食醋。這樣可以保證食醋中的酸度與藥材有效成分的濃度維持在一定的比例，有利於人體的吸收。

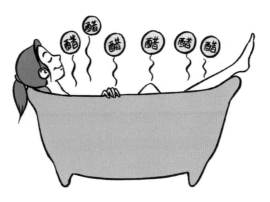

要浸泡的藥材可先用清水洗淨，但不可久洗、久泡，以免有效成分流失，且需瀝乾水分。體積較大的藥材可洗淨後加工成小塊、小片或粗末等，使其有效成分充分析出。但切成粗末的藥材一定要用紗布袋或絹袋盛裝，並紮緊袋口，以免造成食醋混濁而不宜飲用。用食醋來浸泡藥材最好用玻璃或陶瓷器皿，不能用鋁製和銅製器皿。這是因為鋁元素會造成消化功能紊亂，造成腦組織損害而影響智力；銅器皿會引起「銅中毒」，對人體健康十分不利。

一般早晚飯後可各飲用一次。成人每天可飲食醋20～40CC，即使是米醋，最多也不能超過150CC。老弱婦孺、病人則應根據自己的體質情況減少分量。有些人每天大量飲醋以為可以治病，這是不對的，剛開始應該少量試服，如不適應應減少醋的分量，適應者可適當增加飲量。不喜歡醋味的人，則可以對入2～3倍的溫開水，稀釋後再飲或加入適量蜂蜜調味。

## 內服外用蘋果醋

蘋果醋可以排除人體多餘的脂肪和毒素，它的開胃效果很明顯，是很好的調理腸胃的食物。蘋果醋也可以通過人體的皮膚滲透進體內，其所含的物質可以有效地殺死皮膚和皮膚更深層的病菌，排除體內的毒素和病菌。

這裡介紹兩種蘋果醋浴的方法及功效：①蘋果5個，醋1/4杯。將蘋

渣及醋放入加有半缸熱水的浴缸中，攪勻即可洗浴。②將蘋果醋內服或適量倒入浴缸內沐浴，這樣更利於吸收，更有助於排除體內的毒素。蘋果有很好的排毒和調理腸胃的作用，這種方法的排毒效果比單食蘋果更好。

　　蘋果醋的製作方法：①將蘋果洗乾淨，再將蘋果自然晾乾或用乾淨的布擦乾。②把蘋果全都切片，然後一層蘋果一層冰糖放入乾淨的玻璃罐裡，500克蘋果用200克冰糖。③等待冰糖融化後，把蘋果的水分分離出來。這種自然發酵的方式會先變成蘋果酒，成醋要等上1年，如果想要追求快速可以等1～2個月左右再倒入純糙米醋，千萬不要把醋和蘋果一同加入，這樣口感會不好。

**小叮嚀**

　　夏天天氣炎熱，食醋容易變質，所以夏天飲用食醋浸泡液，一定要注意是否變質，當出現發酵、泡沫、腐敗、變味時，應立即停止飲用，以免引起食物中毒。為防止醋變質，可將食醋浸泡液放入冰箱內冷藏。飲用食醋後一定要隨時漱口，以免損壞牙齒。患有胃、十二指腸潰瘍者、胃酸過多的胃炎患者或低血壓的老年人及對醋過敏者，都應慎用或忌用。不適應者切不可勉強飲用，因飲用食醋過多而發生中毒、牙齒脫鈣及暈嘔等症狀者應立即停飲，並到醫院治療。

妙招
71

# 水療排毒有理

　　水療是利用水的動態流體力學刺激人體的反射區，使之與體內器官產生互動，並借助靜態水、動態水的物理作用來改善人的生理、心理狀態，再結合適當的運動、科學的入浴方法等，從而達到養生保健、預防疾病的目的。水療可以活動關節，幫助淨化關節液，並能改善循環系統和排毒器官的功能，還可以消耗熱量，幫助減肥。

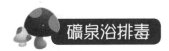 礦泉浴排毒

　　水療排毒法可以清除毒素，能使人體內變得更潔淨，使身體變得更健康。自然療法把礦泉浴歸入解毒的一部分。礦泉浴最好在就寢前進行。只要把產品上指示的礦泉浴劑量倒入溫水中，人體至少放鬆20分鐘。然後用毛巾輕輕拭乾身體，鑽到溫暖的被窩裡，即可達到解毒效果。

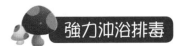 強力沖浴排毒

　　強力沖浴利用強勁的熱水流和冷水流來沖洗身體的各個部位，從而產生加快血液循環和按摩身體的作用。理療師讓人站在一個用水管排水的走廊的末端，然後用不同強度的水流來噴向你的身體，沖洗時理療師會告訴你身體要向前面、向側面、向後面不時地轉動，以便身體的各個部位都能得到沖洗和按摩。在其適應水流強度或溫度的變化過程中，可能會產生輕微的疼痛感。但在沖浴後，就會覺得精力充沛，體表和體內的毒素也得到了徹底清除。

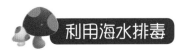 水中有氧運動排毒

　　水中有氧運動和普通的有氧運動是一樣的，只不過這項運動是在水中進行的。由於整個身體都處在水的包圍之中，即使是做比較劇烈的運動也不會對你的關節產生任何壓迫，這樣就能很好地保護身體的各個關節部位。當你在游泳池中運動時，需要克服水的阻力，由於水的阻力遠遠大於空氣的阻力，所以水中有氧運動的運動量要遠遠大於陸地上有氧運動的運動量。水中有氧運動對於鍛鍊肌肉、增加肺活量和增進力量這幾個方面來說，都是比較安全、有效的。

利用海水排毒

　　海水排毒法已經有好幾千年的歷史了，只不過到現在才開始逐漸流

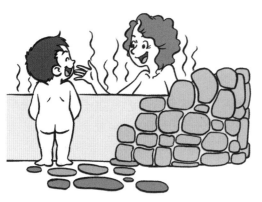

行。海水中含有豐富的礦物質，而含有這些礦物質的藥品和飲料不僅能對身體產生很好的保健作用，還能夠清除體內的種種毒素。海水中含有一些和人體血漿極為相似的成分，這些成分對人體有極強的親和力，這就是為什麼人泡在海水中會感到十分舒適的原因。在進行海水排毒法的過程中，人體吸收了海水中的各種礦物質，這些礦物質能夠產生恢復人體功能、促進身體健康、抗衰延年的作用。

**小叮嚀**

　　沐浴是最常見也是最為主要的水療方法。當身體沐浴在水中時，一方面水的物理屬性，如水流的壓力、浮力能對身體的皮膚和血液循環系統以及心肺產生一定的積極作用；另一方面，如藥酒、果蔬、精油的有效成分能夠透過肌膚或者呼吸系統進入人體，產生各自獨特的排毒功效。

# 皮膚排毒用酒浴和蔬果浴

> 酒浴、蔬果浴可以清潔皮膚，幫助排毒，有益人體機能的增強。

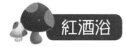 **紅酒浴**

　　紅酒本身能刺激血液循環，人在沐浴的時候全身毛孔張開，紅酒可以在這時候進入毛孔裡，刺激體內的微血管，促進微血管的血液循環，有

利於排出微血管內部的毒素。紅
酒含丹寧，經常用於沐浴可以收
緊皮膚，使平常曝露在外面的皮
膚免受毒素和細菌的入侵，為人
體又多加了一層屏障，可以產生
「避毒」的作用。

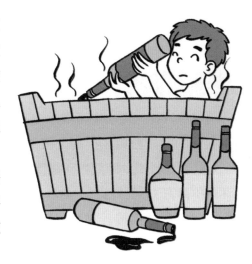

在進行紅酒浴的同時，在浴
缸內加入100CC的番茄汁充分攪拌
後入浴。番茄汁加紅酒，兩者在
融合後，能充分發揮排毒功效。

建議泡浴25分鐘。要注意水溫不要太高，因為紅酒中的營養成分，如維生
素、果酸等，在高溫下容易變質。

紅酒中含有的葡萄多酚具有抗氧化、促進血液循環的作用。在水的融
合下，低濃度的果酸還有吸附毒素的作用，能大量清潔身體中的毒素。含
有的SOD能中和身體所產生的自由基，對排出毒素有很大的幫助。

對酒精過敏的人不要使用紅酒浴。在進行紅酒浴的時候，要多喝點
水，彌補身體在沐浴時流失的水分，同時加速人的腸胃毒素的排出。

## 白酒浴

白酒（白色液體的酒）味道醇香，有活血、散濕毒的作用。用白酒來
洗浴，可以使白酒中的活性物質從皮膚表面作用於身體內部，加快身體血
液循環，加速新陳代謝，對排毒來說功效強大。

具體作法很簡單：洗澡時，加100CC白酒即可。可促進血液循環及新
陳代謝，使肌膚柔軟而有彈性，同時對皮膚病和關節炎也有一定療效。盡
量選擇粗糧釀造的白酒，更有助於排毒。

在水溫的調節下，白酒作用於血液之中，可以使人體血液循環系統能
力加強，促進汗液的排出，保證人體毒素和垃圾透過汗腺排放出來。

白酒浴還有美容護膚的功效，對瘀血有很好的緩解作用，對因為體內

垃圾的沉積而造成的各種皮膚斑點有治療作用。

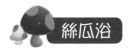 **絲瓜浴**

將絲瓜汁加入溫水中浸泡沐浴，能活血通絡，消熱潤膚，解毒消炎，促進人體的血液循環，提高人體免疫能力，預防毒素和病菌對人體的傷害，並能在比較長的時間內，維護身體的排毒和抗菌功效，是一種非常好的沐浴排毒方法。

三根新鮮絲瓜榨汁後加入兩碗熱水中，然後再加入1湯匙的甘油、1/3湯匙硼酸和1湯匙酒精。洗澡時用溫水沖洗完身體後，將絲瓜液塗抹全身，15分鐘後用溫水沖乾淨即可。

絲瓜含有大量的維生素、礦物質及皂苷、植物黏液、木糖膠等物質，是祛斑、增白、祛除皺紋的天然美容劑，具有活血通絡、消熱潤膚、解毒消炎，提高皮膚抗皺能力的作用。

絲瓜汁和絲瓜的排毒效果區別不大，所以絲瓜沐浴也可以達到排毒效果。它可以消除皮膚中的毒素，防止多種皮膚斑點的形成。改善腸胃系統，將內毒和外毒同步排除，是一種居家排毒的好方法。

絲瓜內瓤可以用來做天然的洗浴用品，對皮膚無不良刺激。它可以做到刺激神經末梢微血管的功效，有助於人體的血液循環。

**生薑浴**

生薑對於人體排毒有很大作用。生薑可以促進血液循環，也具有「發汗」的作用，有助於人透過血液和汗腺將毒素排出體外。生薑浴的作法是：用老薑30克，切碎後先煮10分鐘，然後倒入浴缸進行沐浴，有良好的排毒功效。

生薑的香氣可以調節人體的消化系統，促進食欲，有助於透過消化系統排出身體中的毒素。其含有的營養物質可以透過皮膚滲入人體，對人體的免疫機能有良好的改善作用，是營養和排毒並重的一種沐浴方法。

生薑浴適合於各種人群。在進行生薑浴的同時，可做全身按摩來輔助

沐浴以達到更好的效果。此外，在進行生薑浴的時候加入醋和米酒效果更好。泡浴時水位不要過胸口位，泡5分鐘，休息2分鐘，連做5次就可大量排汗。每星期泡浴1次，每次30分鐘已足夠。暖身生薑浴基本適用於所有的人，對於手腳冰涼，怕冷的朋友們不妨自製個生薑浴。

**小叮嚀**

洗澡能夠清潔身體，可以放鬆一天工作下來緊張的心情，從而產生養生保健、抗衰延年的作用。洗澡時可不要敷衍了事，一定要在水中多泡一會兒，讓皮膚變得鬆弛、柔軟起來，隨後再渾身擦洗，使死亡的表皮細胞脫落下來。洗完後，擦一點保濕化妝品，以防止皮膚乾燥。

## 皮膚排毒用藥浴

**妙招 73**

藥浴是一種將身體浸泡在含有中藥或花草成分的水中的沐浴方法。一般是先將中藥或是花草進行熬煮，將其汁液倒入水中，然後入浴浸泡20分鐘左右，也可以直接將中藥和花草撒在水中進行沐浴。藥浴大多都有增強汗腺功能的功效，可以用來排毒，也有活血的作用。它可以用來清潔排毒的通道，對人體機能的增強很有益處，用來排毒的功效也是不錯的。

### 菊花薰衣草浴

菊花對排毒有很大的功效，薰衣草可以增加人體的香氣，兩者用來沐浴，是一種很好的排毒沐浴方法。

把菊花、薰衣草等草藥用小火熬1小時左右，倒入洗澡水中，洗澡時不要使用香皂或沐浴乳。此方法可促進血液循環，血液循環是排毒的關

鍵，促進血液循環可以增強血液的「攜帶」能力，能把毒素和血液中的垃圾更多、更快地透過汗腺排出體外。

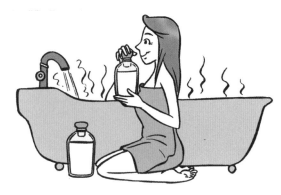

建議在沐浴的時候，要給身體增加水分，防止因汗液大量排出而導致身體缺水，進而引起不適和影響身體排毒的進程。最好能多喝點有排毒功效的茶水，或者多吃點有排毒功效的水果，會更有助於排毒。

在進行菊花薰衣草浴時水溫不宜過高，水溫太高會影響菊花的排毒效果和薰衣草的香味；水溫也不要太低，太低了人體的毛孔沒有完全張開，達不到預期的排毒效果。要多放菊花，對排毒才會有更好的功效。

菊花薰衣草浴還可以調節新陳代謝的速度，更有利於毒素的排除和人體的健康。菊花薰衣草浴更為重要的效果是可以增加人體血液中氧氣的含量，可以輔助血液的攜帶毒素和廢物的能力，促使人體機能更加強健，從根本上防禦和排除毒素。

## 甘草菊花浴

甘草被人們稱作「靈草」，可見它對健康的功效有多大。傳說中的「靈芝草」就是甘草，歷代名醫也都推崇它為「眾藥之首」。甘草性涼味甘，有清熱解毒之功，常用於癰疽瘡毒等外症。

菊花具有解毒養肝、明目、通經絡的功效。菊花浴更是很早就有的一種沐浴方式。菊花浴用鮮菊花500～800克，加水放入鍋內，煎成汁倒入浴盆，晾溫後就可浴用。可防治頭暈、眼花等。

現在人們常用排毒功效很好的甘草配合菊花來進行排毒。甘草菊花浴集合了甘草和菊花在排毒方面的強大功效，更有利於體內毒素的排除，是一種比較考究的沐浴方法。在高於身體溫度20℃左右的水中加入600～700

克菊花（黃菊最好），然後再加入200～300克的甘草，讓菊花和甘草充分混合，然後就可進行沐浴了。建議沐浴30分鐘左右，可以達到最好的效果，讓皮膚和香氣充分融合，做到排毒和養顏一體化。

菊花香味醇和，適宜大多數人群，在進行沐浴前可以喝點甘草和菊花所泡的茶，做到內外同「補」，讓身體和皮膚的毒素可以大量排出體外。在進行甘草菊花浴的時候，最好不要用浴巾用力地擦洗皮膚，用手指按摩腹部可以將腸胃和大腸中的毒素排出體外。

甘草和菊花都有清香的味道，可以使身體發出淡淡的清香。常進行此沐浴者，對肝臟有很好的調節作用，為身體中重要的解毒器官做很好的維護與保養，所以甘草菊花浴是一種很利於排毒的沐浴方法。

**小叮嚀**

中草藥浴對於排毒方面的效果持久，是排毒的一種好方法。中草藥的煎熬要有很專業人士的指點，否則會達不到預期的效果，甚至有害於身體。中草藥中的很多種類可以用來做沐浴的材料，中草藥浴的材料可根據自己的需要來搭配。

## 足浴排毒

妙招 74

人體經絡學認為，人的五臟六腑在腳上都有相應的反射區域，腳上的幾十個穴位都與各臟器有著密切的關係。洗腳時，水溫和藥性能刺激腳上的這些穴位，從而產生類似針灸的效果，使氣血運行通暢，滋養周身，降壓醒腦，提高人體免疫力。按照水溫，足浴可分為熱水足浴和冷水足浴兩類，冷熱水足浴有不同的排毒機理。溫水對於足部的刺激作用不足，所以一般不採用。

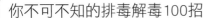

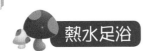 熱水足浴

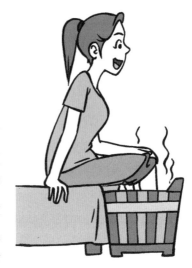

熱水足浴是將38℃以上的熱水加入足浴盆中，用於浸泡足部的足浴方法。用38℃熱水泡腳，可以提高對外來病原微生物的抵抗力，清潔依附於足部皮膚中的細菌和毒素，可有效防治皸裂、凍瘡、足癬等腳疾。體溫與血液循環有著十分密切的聯繫，體溫較低時血液循環也較慢，隨著體溫的升高，血液循環也會隨之變快。熱水足浴透過水的溫熱作用改善足部血液循環，使人體溫度升高，足部血管擴張，從而促使足部及全身的血液運行通暢，加速毒素的排出。熱水足浴還具有降低肌肉張力，減輕肌肉痙攣的作用，可以有效消除毒素堆積引起的關節疼痛以及小腿和足部的腫脹痠痛感。

熱水足浴時，將雙足浸泡在熱水中，並用手對腳底進行力道適中的按摩和揉搓，也可以用雙足相互搓洗。熱水足浴的時間可以長一點，如果水變涼了，可以添加一點熱水，邊加邊洗，以30～60分鐘為宜。

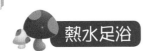 冷水足浴

冷水足浴是用10～25℃的冷水或冰水浸泡足部的足浴方法。當人的交感神經受到冷刺激時，會傳遞給大腦一種興奮的資訊，從而產生調節機體各組織活動的作用，各處解毒、排毒的器官和組織受到了刺激和調動，便能在一種動態平衡中相互協調運作，聯合排毒。冷水的刺激可以加快細胞代謝，增加機體的熱量消耗，從而回饋性地增強消化系統的消化和吸收等功能，腸道蠕動加快，毒素就能順利地透過消化系統排出體外，也容易被機能良好的呼吸系統驅逐出去。人受到冷的刺激時會不自覺地吸氣，稍作暫停後，再接著深呼氣，之後便進入均勻而深長的深呼吸狀態。這種呼吸方式可增大腹腔壓力，增強呼吸肌的運動，從而增強人體呼吸系統的功

能，毒素就不容易在呼吸道停留，原來滯留的毒素也會得到清理。

　　冷水足浴一般不宜在臨睡前使用，而最好的時間是早上，浸泡時間一般不要超過2分鐘，泡好後用乾毛巾摩擦足部，直至發熱變紅為止。

### 足浴排毒方

　　(1)取大黃15克，放入鍋內煎煮至沸騰，取汁，倒入足浴盆中。將藥液浸沒足背，浸泡雙足20分鐘左右。此驗方每日浴足2次，每次15～20分鐘。大黃味苦性寒，有瀉火涼血、逐瘀通經的功效。適用於長期便祕，一般用藥1天即可使大便通暢。

　　(2)取番瀉葉15克，放入鍋內，煎煮至沸騰，取汁，倒入足浴盆中。將藥液浸沒足背，浸泡雙足20分鐘左右。每日浴足2次，每次15～20分鐘。此方可解熱導滯，適用於熱結便祕、脘腹脹滿等症。哺乳期和月經期婦女及孕婦慎用。

### 小叮嚀

　　用空氣進行養生是一種最簡單、靈活的方式，也可以用來排出身體中的毒素，尤其對肺部而言，是最好的排出廢氣的方式。空氣浴應盡量到空氣新鮮的地方進行，還要保持周圍空間的寬敞。進行空氣浴的時間應逐漸增加，第一次持續時間可在15分鐘左右，以後根據個人情況適當延長，溫暖季節不限，寒冷季節可一直增加到1小時左右。空氣浴時，應盡量少穿衣服，並伴有一定形式的體力活動（如跑步、做體操等），只有在運動時進行的呼吸才能有效讓肺部廢氣能夠更好地被排出體外。在進行鍛鍊的時候，一定要注意自己的身體狀況，千萬不要不顧身體反應情況而機械地執行或延長鍛鍊時間。

# 蒸氣浴排毒

蒸氣療法又叫薰蒸療法，是利用藥物煮沸後產生的蒸氣來薰蒸肌體，以達到治療疾病目地的一種方法。蒸氣療法分為局部薰蒸法和全身蒸氣療法兩類。

## 蒸氣浴排毒作用

人體在排毒過程中，一個重要的途徑就是汗腺。汗腺是透過血液循環把人體中的毒素排出體外的。蒸氣浴是透過提升溫度利用蒸氣發汗排毒，也就是利用人體中面積最大的皮膚作為排毒的系統。人體在高出體溫的環境下，汗腺會排出汗液來調節人體對環境適應力，從而使人體內部的溫度恆定，保護人體器官不受高溫環境損害。

蒸氣浴把人體中的毒素透過汗液排放出來，以達到排毒的目的。由於蒸氣對身體具有熱作用，當人置身於熱騰騰的蒸氣中，蒸氣的熱量能夠使全身經絡暢通、血液流動，加速的血液循環系統和淋巴循環系統就不斷地將體內毒素通過皮膚汗腺運送到身體表面，而在熱力作用下，毛孔張開，毒素就可以透過排汗的形式源源不斷地被排出體外。加上一些具有排毒作用的中藥或精油物質的揮發，其功能成分經由體表及血管迅速地到達人體各器官組織，從而產生振奮精神、潤澤肌膚、健脾和胃、消腫止痛、解表和中、祛濕散寒、利尿排毒等功效。建議在進行蒸氣浴的時候，一定要保持體內的水分充足，防止汗液排出過多而導致虛脫。最好把體內的鹽分也當成重要補充對象，因為人在排汗的時候，也會排出大量鹽分。

## 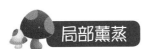局部薰蒸

本法一般適用於口鼻或局部患處，將配方中的藥材煮沸後先進行薰蒸，然後用藥液擦洗患部，最後將藥渣熱敷在患部上。進行穴位噴蒸或局部蒸療時，注意調節蒸氣與患處的距離，避免燙傷皮膚。進行半身蒸療

時，蒸氣的溫度應由低到高逐漸升高，給身體一個逐漸適應的過程，蒸療時可根據個人的耐熱程度調節溫度的高低。

### 全身蒸氣療法

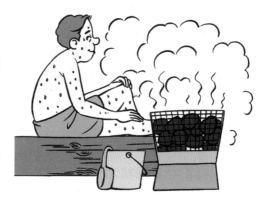

本法需要一間蒸療室，蒸療室不宜太大，如果在家裡進行此療法，準備一間3坪的小型浴室即可。蒸療室過大，藥氣不易充滿，且溫度上升緩慢；蒸療室過小，人會因氧氣不足而憋悶。

在室內放1個浴盆或蒸鍋，放入配製好的中草藥並加水煎煮或蒸煮，使藥物產生蒸氣充斥整個蒸療室，然後透過通風窗調節氣溫，使蒸療室內的溫度保持在35～45℃。裸體進入蒸療室蒸療，蒸療後，要在溫暖、寬敞、乾燥的休息室內休息1小時，同時補充水分，以溫度適中的果汁和淡鹽水為宜。

一般每天蒸療2次，每次蒸療時間為30分鐘，5次為一個療程，每個療程中間休息5天才可進行下一個療程。進行集體蒸療時，一般溫度應調節到37～40℃之間。老年人及體質虛弱者，蒸療的時間不宜太長，以免發生暈厥、虛脫反應。本法所用的中草藥，要根據辨證施治的原則進行配伍，應依照身體病情確定藥物劑量，加入的水量以完全淹沒藥材為宜，以免煮乾。蒸鍋或浴盆上要裝有帶小孔的蓋子，以防蒸氣太足而燙傷肌膚，蒸療室內要保持通風。

#### 小叮嚀

蒸氣浴不適合於身體比較虛弱的人，進行蒸氣浴的時候也要注意安全，避免燙傷。不能承受劇烈運動的人不宜進行蒸氣浴，因為蒸氣浴消耗人體的能量，身體的溫度會急劇上升，能量的消耗等同於劇烈運動，對於不能承受劇烈運動的人來說，應該盡量避免蒸氣浴。

# 精油浴與芳香排毒

妙招
76

> 很多精油都具有強化身體排毒器官與排毒系統功能的作用，利用精油製成的排毒精油浴，可以透過吸入精油成分、調節神經系統和透過皮膚加快體液循環來實現完美的排毒進程。使用精油可以採用吸聞、按摩、飲服或沐浴等方法。

## 精油浴排毒

(1)**薰衣草安眠精油浴**：薰衣草精油2滴、甜橙精油2滴、乳香精油3滴。將上述精油倒在玻璃碗中混合後，將浴缸中的水溫調節到38℃左右，將混合精油倒入，攪拌均勻。徹底洗淨身體，隨後全身浸泡在水中，15～20分鐘後出浴。每週1～2次。薰衣草有明顯的平靜與舒緩功能，對失眠者有相當好的身心舒緩與精神撫慰的作用；甜橙精油可以幫助排除身體毒素，同時紓解肌肉疼痛，使人放鬆，改善焦慮導致的失眠；乳香混合薰衣草可以促進細胞活化；乳香和甜橙搭配能幫助放鬆身心緊張。

(2)**乳香精油浴**：乳香精油2滴、天竺葵精油2滴。上述精油倒在玻璃碗中混合後，將浴缸中的水溫調節到38℃左右，將混合精油倒入，攪拌均勻。徹底洗淨身體，隨後全身浸泡在水中，20分鐘後出浴。每週1～2次。乳香精油味道沉靜香甜，有助於情緒的沉靜，是一種非常適合用於冥想及靜坐的精油；天竺葵精油能使乳香精油的氣味更甜美，並能刺激淋巴排毒，強化循環系統，且具有調節激素分泌的功效，有助紓解生理期不適。

## 芳香沐浴排毒

先用牛奶或酒將精油沖淡。這兩種物質會將精油溶成很小的液滴，甚至可以因此和水融合在一起，並且不會傷害到皮膚。在浴缸裡放滿熱水，然後取一勺沖淡劑，加入2～3滴精油，淋在熱水表面。關好窗戶不要讓蒸氣跑掉，這時可慢慢走進浴缸，坐下來，浸入浴缸，深深地吸入混有精油

的蒸氣。讓皮膚浸泡在水中吸收油分。應該全身心放鬆，讓自己的精神也進行一次排毒。

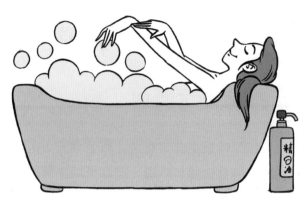

　　洗完油浴後，慢慢走出浴缸，應盡量使浮在熱水表面的油均勻地留在身上。將身體擦乾，盡可能地使留在身上的油像潤膚膏一樣被吸收掉。油浴時，最好不要用香皂或沐浴乳，否則反而會破壞油浴的效果。選擇一個較空閒的時間，如上床睡覺前進行油浴。在匆忙的環境中洗浴不會有好的效果。

**小叮嚀**

　　有毒的身體一般為酸性，精油可以幫助排毒。分子細到可以作用到血管與淋巴的精油，只要用得對就可以將滯留在體內的二氧化碳及不好的物質代謝出來。無論是擦的還是聞的精油，均可代謝出體內的毒素，讓身心都得以淨化。建議乾性肌膚使用玫瑰精油；油性肌膚使用茶樹、檸檬、鼠尾草精油；敏感性肌膚使用甘菊、矢車菊等精油。

# 3 按摩排毒有妙招

## 按摩排毒有道理

妙招
77

> 按摩的歷史非常悠久，直至今天，人們仍然喜歡利用這種古老的方式來強身健體和排毒。按摩是以中醫經絡理論為基礎，透過各種手法按摩穴位，透過神經階段性反射、軀體內臟反射或擴散，作用於人體的經絡，刺激人體的皮膚、肌肉、血管、神經等，促進局部的血液循環，改善新陳代謝，使氣血通暢，心肺功能得到加強的健身方法。透過按摩，皮下多餘的脂肪被分解代謝，臟器也得到了滋養和激發，整個身體通暢、諧調、平衡運作，毒素自然無處藏匿。

### 按摩的排毒作用

　　按摩能刺激血管壁，降低血流阻力。穴位按摩療法可以透過按摩人體穴位降低血管外周阻力，增加心臟血流輸出量，使心臟供氧充足，使血液循環順暢，毒素就不容易在血管壁上沉澱和凝結。

　　按摩透過對全身經絡的揉捏推拿，使血液和淋巴液流速加快，疏通凝集在血管中的造成血栓、血脂的膽固醇等毒素，從而改善血液黏稠、濃度過高的狀況，對冠心病、高血患者減輕病情十分有益。

　　按摩可使人體微血管的口徑增寬。微血管中的血液充盈情況得到好轉，細胞積聚現象也會逐漸消失。對頭部、頸部進行推拿按摩後，

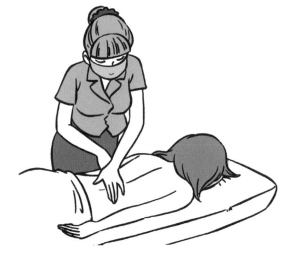

腦血流量會顯著增加，堆積在大腦的毒素就會得到有效排除，大腦皮質的緊張得到緩解，因此人會感到神清氣爽、精神飽滿，疲憊感消失殆盡。

人體的各個內臟器官在運作時，都有某種特定的生物訊息（各內臟器官固有的頻率、熱量和生物靜電等）。當脊柱周圍發生病變時，它的生物訊息就會發生變化，而透過按摩刺激脊柱神經，就可以改變紊亂的訊息管道，使全身各個細胞、器官、組織能夠協調運作，相互配合，排斥、收集、處理和排除毒素。按摩能促進汗腺及皮脂腺的分泌，擴張皮膚淺表血管，增加皮膚的血液供應量，促使肌肉運動和皮下脂肪的消耗，提高肌肉的收縮力，消除皮膚鬆弛和腫脹現象，從而增加皮膚的彈性和光澤度，達到減肥瘦身的效果。

## 精油按摩可瘦身

一邊點著熏香，香氣瀰漫滿室，在美妙音樂的環繞下，芳療師在手上塗上精油開始按摩，你需要做的只是放鬆放鬆再放鬆，甚至可以安然入睡。然而，就是在這樣輕鬆的狀態下，你體內的脂肪已經消耗或者重新分布了。

長期坐辦公室的人，容易造成腹部、臀部水腫，就應該使用迷迭香或茴香精油。透過按摩，讓精油的有效成分快速滲入皮膚，疏通淋巴，分解脂肪，排除體內多餘積水，發揮排毒、緊膚、滋潤的作用。在按摩前後需要喝大量的水，這樣有利於清理腸道，排出毒素。另一類比較常見的肥胖，是由於過量的脂肪囤積，在手臂、大腿等部位出現蜂窩組織，加速新陳代謝可改善這類情況，天竺葵精油是很適合的按摩油。

精油按摩瘦身基本上有三個步驟。第一步，雙手順著淋巴循環的方向進行穴位按摩，透過按摩，皮膚產生與人的體溫相近的溫度，精油滲透、作用於身體的經絡、穴位、局部組織。即使是第一次按摩，只要按壓穴位後，皮膚發紅，全身會有痠麻的感覺，就能打開穴位，讓經絡運行、加快微血管的循環，將精油中自然的植物香氣與能量輸送到全身，增進淋巴系統的排毒能力。第二步，透過按摩使精油的能量轉化，即脂肪分解、消耗

或者轉移，按摩後皮膚發紅發熱，這就是脂肪在消耗和轉化。第三步，透過提升手法，讓肌肉緊實，比如按摩可改善臀部的下垂。

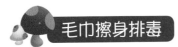

### 毛巾擦身排毒

把毛巾在冷水（自來水）中浸過後，擰掉大部分水，依次推擦上肢、下肢、腰部、後背、頸部、腹部、胸部，每一部位反覆推擦10～20次。在推擦過程中反覆浸洗毛巾，以保持一定的低溫及濕度。冷水擦身可以消耗大部分熱能，促進糖和脂肪的代謝，能產生調膚美顏的作用。另外，冬天保持用這種方法，還能產生抗感冒的作用。

妙招
78

# 自我按摩排毒有妙招

自我按摩的好處很多，可以摩熱皮膚，放鬆肌肉；可以緩解緊張的情緒；可以減輕壓力；可以促進血液循環；可以促進淋巴循環，增加淋巴的流量；可以改善免疫系統；有助於清除體內那些多餘的流質和廢物；可以改善血液循環，改善皮膚的外觀（特別是對於脂肪易於堆積的地方，如臀部和大腿部位）；可以產生降低血壓的作用；可以潤澤皮膚、增強肌肉；不用跑動，就能對整個身體進行有益的鍛鍊等。

### 自我按摩要點

按摩的動作應當是開始時輕緩，然後逐漸加大力道，加快節奏。所有的按摩動作都應該朝心臟所在的部位移動（和靜脈回流的方向保持一致）。用手掌按摩時，手指要併攏，掌心朝下。手指頭按摩時用

指腹，指甲要修剪乾淨。要等身體熱起來、肌肉放鬆了以後，才能用力按摩，以免造成瘀傷。

在做自我按摩時，身體應當保持放鬆的狀態。做按摩時，室內應該保持暖和、安靜，也可以放一些輕鬆、寧靜的音樂，以取得良好的按摩效果。

由於做一整套按摩需要用較長時間，所以最好是分成幾組動作來進行。每天至少做兩組，這樣就能確保身體在一週之內得到全面、充分的理療。在一開始按摩時，動作應該緩慢。當具備一定的按摩經驗、掌握了一定的按摩技巧之後，就可以根據需要對按摩的動作和節奏進行調整。

 **全身各部位自我按摩**

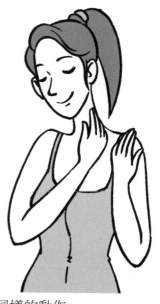

**面部和頸部**：手指併攏，把指腹貼在臉上，用力地揉搓；雙手同時進行，向上、向外、向下，要揉遍整個面部；頰骨和口腔部位要注意放鬆；繼續揉搓至頸部和前胸的部位。

**肩部和手臂**：把手平放在腕關節處，伸開手掌，握住手臂，從腕關節處順著手臂用力地往上捋，一直捋過肩關節為止，動作要保持連貫。手往肩部捋時要用力，從肩關節處往下捋時則要放鬆。這樣血液就能順著手臂被往上推。最後再換另一隻手臂來重複同樣的動作。

**手和手腕**：把左手的拇指放在右手的指關節上。從各個指關節用力往手腕處推拿。一直重複做這樣的動作，直到整個手和手腕都感到痠痛為止。每一次推拿動作從開始到結束都要用力。最後再換另一隻手重複同樣的動作。

**胸部**：把手掌平放在胸部，用雙手在整個軀幹上揉搓。右手逆時針進行揉搓，左手順時針進行揉搓。動作要有一定的力道。

**腰部和脊椎部**：保持雙腳與肩同寬，站立。把雙手放在臀部，拇指在前，其餘四指在後。在脊椎部位和腰部進行按摩，按和揉時一定要用力。脊椎和腰的部位每次都要盡可能大面積地進行按摩。

**腹部**：可於每天睡前或睡醒後在床上進行腹部按摩，也可以每天做3次，除早晚外，中午休息或洗熱水澡時做1次，每次持續15分鐘。始終用整個手掌大面積地按摩，而不能只用指尖按摩。腹部應該像波浪起伏的大海一樣，隨著正常的呼吸提升和下沉，雙手十分輕柔地放在腹部，和腹部的升降運動相配合，吸氣時雙手隨著腹部的鼓起而上升，呼氣時，隨著腹部的下沉而向下。吸氣時手掌的壓力幾乎等於零，呼氣時壓力稍微加強一點。

**大腿和臀部**：坐下來，把腿支在床沿或浴缸邊上，用手掌在臀部和大腿部位揉搓。當臀部和大腿發熱、皮膚微微泛紅時，握緊繼續進行搓揉。一開始進行按摩時用力要輕緩，然後再逐漸加大力道。

**小腿和腳部**：把雙手平放在腳背上，然後順著小腿往膝關節處用力地捋。動作要迅速，就這樣不斷地捋30秒鐘。正面動作結束後，把手移到小腿的後面，用力地揉捏腿上的肉。對小腿的正面和背面進行按摩時要小心，不要把皮膚給擦傷了。

**腳底**：按摩淋巴引流反射區可以幫助人體排毒。閒來無事時可按摩腳底以下幾個淋巴引流反射區：鼠蹊部淋巴引流，按摩腳背正上方及兩側；兩臂下的淋巴結，按摩第四及第五腳趾間與腳部的連結處；胸頸淋巴結，按摩腳背上第一及第二腳趾間；輸卵管與輸精管淋巴結，按摩腳背接近小腿的帶狀狹長部位。足底按摩是透過按摩腎和輸尿管、膀胱等的條件反射區，達到把毒素溶在尿液中排出的目的。因此，一定要在按摩前喝足夠的水，在按摩後去洗手間來排出毒素。

**小叮嚀**

按摩時，手上要抹一些按摩用的香精油、護膚霜或護膚乳液，用量要適中，用量如果太多，按摩起來就會太滑，手就用不上力；用量如果太少，按摩起來，摩擦力就很大，會對皮膚造成傷害。

# 腹部按摩清腸妙招

妙招
79

> 透過腹部按摩，可以舒暢氣血，疏通腸道，提高排泄功能，通暢大便，使機體順利排毒；腹部按摩還可以促進人體新陳代謝，改善血液的停滯狀況，延緩皮膚衰老；腹部按摩可以促進新陳代謝產物飽和的血液及淋巴液排除廢物；可以改善小腸的緊張狀態，從而改善皮膚狀況和心臟的緊張狀況。

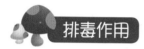

## 排毒作用

腹部按摩可以有效地促進腸道的通暢。腸道是人體排出毒素的主要器官之一，但如果消化不良，就會造成毒素在腸道滯留堆積，毒素有可能被腸道重新吸收，對人體造成損害。研究發現，要想給消化器官排毒，最好的方法是給其增加負載，而給消化器官施加負載的重要措施就是腹部按摩、腹部呼吸及透過腹部運動訓練腹部肌肉組織，讓腸道感受到一定程度的外力壓迫。因此，腹部按摩也就成了消化器官最簡單、有效的排毒方式。

## 腹部按摩方法

腹部的按摩方法有很多種，比較常用的方法有腹式呼吸按摩法、疊掌按摩法、雙手交換按摩法等。

(1)**腹式呼吸按摩**：平躺在床上，在脖子下墊一個小枕頭用來放鬆脊椎和胸腔。略微收緊雙腿。將雙手平放在腹部肚臍眼的部位，並將注意力集中到呼吸上。每次呼吸時，處於肺部和腹腔之間的橫膈膜應該執行向胸部的朝上運動，與此同時，腹部下降。吸氣時，運動朝下向腹部。用鼻孔呼氣。按上述方法呼吸20次。

(2)**疊掌按摩**：兩手掌疊加，置於上腹部，先順時針旋轉按摩15次，再逆時針旋轉按摩15次；移至下腹部再依前法按摩。完成後，再由上腹部

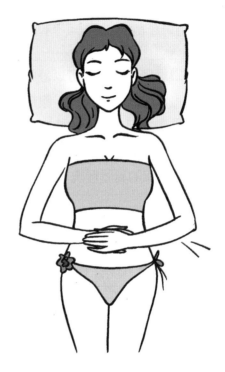

向下推至恥骨聯合處，連續20次。按摩前需排空小便；按摩時要放鬆，不可用力過大，在按摩過程中，如果想排便，立即進行。過飽或過饑時，不可進行腹部按摩。按摩結束後，增加飲水量，便於毒素及時排出。

(3)**雙手交換按摩**：平臥床上，先把右手掌心貼附在肚臍部，左手掌心疊在右手背上做順時針方向按摩，約120次，然後逐漸擴展到全腹，再逐漸縮小按摩範圍，回到臍部。如此反覆按摩三次，再交換左右手的位置，以左掌心貼附臍部，右手重疊壓在左手掌背，依前面的方法做逆時針方向按摩120次。按摩時還可用左手和右手環形按摩，以增強按摩的力道。上述按摩亦可邊散步邊進行。腹部按摩不可在過飽或過饑時進行，按摩前須排空小便，按摩時意守丹田，方可收到良好的按摩排毒效果。

(4)**按摩通便排毒**：先將兩手掌相互摩擦至發熱，再把左手掌放在右手背上，右手掌放在上腹部心窩處，先由左向右旋轉按摩15次；然後在下腹部依上法，左右各旋轉按摩15次。做完上、下腹部的按摩之後，再從心窩處向下推，直至恥骨聯合處，做20次左右。按摩通便排毒法是透過簡單的按摩手法，疏暢氣血，增強消化排泄功能，加強大小腸的蠕動，促進新陳代謝，通暢大便，對防治便祕有良好效果。一般在晚上臨睡前與晨起前各做兩次。按摩手法要輕，不可過分用力，過饑或過飽時不宜做。做按摩時需先排空小便，全身肌肉要放鬆，一定要把思想集中到排便上。按摩時出現腸鳴、噯氣或腹中有熱感等情形，均是按摩的正常反應。

**小叮嚀**

　　腹部的按摩，能夠疏通氣血，加強大小腸的蠕動，通暢大便，特別是對於便祕有著良好的防治效果。一般初次進行的人，不會很快有效果，但只要堅持，就能夠幫助大腸建立起蠕動習慣，從而更好地排除體內的毒素。

# 肝、腎按摩排毒妙招

妙招
80

　　肝臟是人體重要的排毒器官，經過肝臟的一系列化學反應，人體內的毒素被化解轉化為無毒或低毒。腎臟也是排毒的重要器官，能夠過濾血液中的毒素和蛋白質分解後產生的廢料，並透過尿液排出體外。對肝、腎的按摩，有利於增強排毒功能。

## 肝臟按摩促進肝臟排毒

　　肝臟是人體最大的解毒器官和全身解毒的總機關，它能夠產生一種奇特的物質——轉氨酶，這種物質主要用來分解毒素。此外，肝臟還能供應允足的營養素，維持免疫系統功能。如果肝臟的新陳代謝功能降低和減弱，必然會加重身體其他排毒器官的負擔，導致腸壁對有毒物質的過量吸收，出現便祕問題。只有肝臟正常工作才能減輕身體其他排毒系統的負擔，因此，保護肝臟對於優化身體各個器官的排毒功能有著特殊的意義。不妨多做肝臟按摩，以利於毒素排出。

　　透過按摩給肝臟器官施加壓力，能夠改善肝的緊張狀態，達到加快血液循環，促進排毒的效果。肝經按摩的方法是：

　　(1)將雙手搓熱，再以雙手3指向內正對乳中肋骨下方慢慢插入約3公分，用力不可太大。常做此按摩能產生養護肝臟的作用。按摩此處，以一般力量即可，無需過分用力。

(2)雙手交叉，抱於胸前。左手在外，右手在內。身體緩緩向左扭動上升，深吸氣直至不能再吸為止。然後緩緩吐氣，恢復起始狀態。身體向右，重複此動作。

(3)肝經位於手掌心外側小指下緣突出的肌肉，平時可多按壓此穴位。用力要適度、舒緩。

### 腎臟按摩排毒

腎臟是新陳代謝、排除廢物、淨化排毒的重要器官。腎臟功能失調會引起腰痠背痛、水腫、血液含尿毒、高血壓、尿道發炎、易疲倦、失眠、耳鳴、脫髮、視力模糊、反應遲鈍等症狀，嚴重者甚至會精神錯亂。任何進入身體的空氣、水分、食物和情緒壓力所產生的毒素都會經過腎臟，如果污染物質太多，就會造成腎臟負擔過重，出現各種病變，嚴重時要靠人工洗腎的方法才能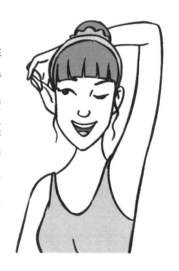清除血液中的毒素。透過一些按摩方法能夠促進腎臟的排泄，增強新陳代謝功能，加快排毒進程。

(1)**腰眼按摩法**：中醫認為，腰眼是腎臟所在部位。經常按摩腰眼部，能暢達氣血，促進腎臟排毒。按摩腰眼，還可以防治因風寒引起的腰痛症，有助於防治遺精、早洩、痛經和月經失調等症，對慢性腰肌勞損、急性腰扭傷有很好的防治作用，對於椎間盤突出、坐骨神經痛也有一定療效。腰眼的按摩方法是：兩手對搓至發熱後，緊按腰眼處，稍等片刻，然後用力向下推搓到骶尾部，然後拉回腰眼。每次做50～100遍，早晚各1次。兩手輕握拳，用拳眼或拳背旋轉按摩，每次5分鐘左右。雙手握拳，輕叩腰眼處，或用手抓捏腰部，每次做3～5分鐘。

(2)**耳朵按摩法**：對腎臟的按摩比較特殊，中醫認為，腎主藏精，開竅於耳，醫治腎臟疾病的穴位很多在耳部。所以按摩雙耳可以達到助腎的

目的。

①雙手拉耳：左手經過頭頂向上牽拉右耳數十次；然後換用右手從頭頂過，牽拉左耳數十次。這一鍛鍊不僅可以促進腎臟排毒，還可促進頷下腺、舌下腺的分泌，使耳朵部分充血，減輕喉嚨疼痛，治療慢性咽炎。

②雙手掃耳：以雙手把耳朵由後往前掃，這時會聽到「嚓嚓」的聲音，這種刺激能使腎臟活躍起來。每次20下，只要長期持續，必能補腎健耳。

③掩耳叩擊：用手掌掩住兩個耳廓，手指托後腦殼，雙手手指同時敲擊腦後，左右各彈擊24次，因為可以聽到「隆隆」的聲音，稱為「擊天鼓」。這種刺激方法有健腦、明目、強腎的功效。

④搓彈雙耳：雙手分別握雙耳的耳垂，輕輕搓摩耳垂，直至發紅發熱；然後，揪住耳垂往下拉，再放手讓耳垂彈回。每天2～3次，每次20下。此法可加速耳朵的血液循環，活躍腎臟。如果能夠持續每天如此，定可有所收穫。

⑤推摩耳輪；雙手握空拳，以拇、食二指沿耳輪上下來回推摩，直至耳輪充血發熱。這種方法能健腦、強腎、聰耳、明目，可防治陽痿、尿頻、便祕、腰腿痛、頸椎病、心慌、胸悶、頭痛、頭昏等病症。

⑥提拉耳尖：用雙手拇指、食指夾捏耳廓尖端，向上提、揪、揉、捏，摩擦15～20次，使局部發熱發紅。這種方法可鎮靜、止痛、清腦明目、退熱、抗過敏、養腎等，可有效防治高血壓、失眠、咽喉炎和皮膚病。

⑦按摩全耳：雙手掌心摩擦發熱後，向後按摩雙耳腹面，再向前反摺按摩雙耳背面，反覆按摩5～6次。此法可通經絡，對腎臟和全身臟器均有保健作用。

**小叮嚀**

飯後1小時內不得進行按摩，在一部位上連續按摩刺激，一般不超過5分鐘。用手指按摩要注意修剪指甲，用其他工具刺激時，

應光滑無刺，避免損傷皮膚，按摩時如出現疼痛、倦怠、口乾等感覺（關節炎患者較明顯），均屬正常現象。按摩後30分鐘內需飲50℃以上的溫開水（腎臟和心臟病患者，飲150CC即可）。心臟病、糖尿病、腎臟病、高血壓病及癲癇患者，按摩時間一般不超過10分鐘。按摩後由於微血管處於擴張狀態，體溫稍有升高，嚴禁用冷水洗或用冷毛巾擦按摩部位。按摩時喝溫水，在按摩後去洗手間排出毒素。急性炎症的病人，如急性化膿性扁桃腺炎、肺炎、急性闌尾炎、蜂窩性組織炎等不能進行按摩。

# 淋巴按摩排毒妙招

妙招 81

淋巴系統是人體重要的排毒循環系統，發揮回收毒素的作用。淋巴液在全身各處流動，將人體內可回收的毒素回收到淋巴結，毒素在淋巴結被過濾、分解成無毒的物質，然後經由血液，送往皮膚、肺臟、肝臟、腎臟等器官排出體外。因此，淋巴循環系統需要保持暢通，否則毒素容易瘀積，會在臉部出現青春痘、黃褐斑等，影響容顏。淋巴按摩排毒運用回轉、牽引等手法，在身體表面抹上排毒精油，以適當的力量按摩淋巴結，使細胞組織過剩的水分流向淋巴管，從而加速淋巴系統的循環，使身體體液保持暢通。淋巴排毒能夠透過人體的淋巴腺系統將新陳代謝產生的廢物、有害物質和體內毒素排出體外，同時供給皮膚一定的養分，從而達到排毒養顏的目的。

## 全身淋巴護理

(1)雙手擠、捏、揉、壓身體兩側腋下靠近胸部的淋巴結部位，兩邊各9次，切忌太過用力。

(2)平躺。以兩手中指和無名指輕輕按壓大腿根部（腹股溝處），按5秒鐘後吐氣休息，重複9次。可以配合玫瑰或天竺葵等精油按摩。

(3)站立。雙腳併攏，雙手自然下垂，置於身體兩側。緩緩平舉起手

臂，再慢慢放下，自然地用手掌拍打身體兩側，每次約20下。

(4)平坐。雙手各握兩側小腿部位，以大拇指按壓揉捏雙腿內側小腿肚的中部。

(5)雙腳屈起，雙手握腳掌，以大拇指按壓腳掌心的湧泉穴。

(6)以拇指按壓下巴下方、喉嚨中間凹陷處。

(7)按壓耳垂後方凹陷處。每次按壓15下，按壓時嘴張開，每次約2秒鐘。

 **面部淋巴排毒按摩**

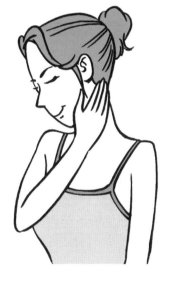

(1)以鎖骨、臉部與耳際交界處為重點，先從鼻翼兩側緩而深地按摩，一直到耳際，最後再由額頭沿著臉龐側邊慢慢到鎖骨。

(2)以相同的手勢由鼻翼上達太陽穴，再由下巴往面頰處畫圈，最後以手掌包覆整個下巴，來回滑動至耳根處輕壓結束。

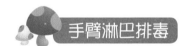 **手臂淋巴排毒**

(1)塗抹淋巴排毒精油或廣藿香精油。

(2)在右手腋下胳肢窩凹陷處，以除左手拇指外的四指指腹，連續輕輕按壓7下，換手重複相同動作，使淋巴結暢通。

(3)取淋巴導引刷（或按摩板）由上而下，由內而外反覆按推手臂（反覆3次）。

(4)反方向從手心往腋窩淋巴結處按推回到起步位置（反覆3次）。

(5)重複此動作3～5次。

(6)完成後，喝300CC溫水幫助體內毒素代謝。

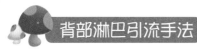 **背部淋巴引流手法**

(1)用洗面乳清潔背部,熱毛巾按敷。

(2)雙手在背部把精油均勻鋪開。

(3)雙手呈蝴蝶翅膀從腰椎推至胸椎處,再雙手分開推滑至腋下,停留3秒鐘,從兩側收回。

(4)雙手從下往上打「8」字。

(5)雙手呈爬山式從腰側向脊椎方向交替推按滑至前臂,做完一邊後再做另一邊。

(6)雙手從腰側對角線交替向上推滑至前臂,做完一邊後再做另一邊。

(7)雙手從下往上打「8」字,在肩部交叉推滑至前臂,再從兩側收回。

(8)輕揉頸部,放鬆肩胛骨,雙手重疊從頸椎推滑至尾椎。

**腹部淋巴排毒**

(1)抓住腋下至腹部用力壓捏,心窩和肚臍下慢慢搓揉。

(2)兩手用力一捏,使皮下組織感到滑溜地被壓迫,直到肚子發熱。

(3)兩手手掌由兩邊腋下向肚臍慢慢地壓過去,左右手一到肚臍時,就趕緊離開。

**淋巴結按摩**

(1)**胸腺體淋巴結按摩**:在乳溝處由下往上推拿按摩,力量不要太大,速度也不要太快。輕緩舒和為佳。

(2)**鎖骨淋巴結按摩**:兩手慢慢地從鎖骨由上而下推拿,兩手同時進行。

(3)**頸部淋巴結按摩**:張開雙手,虎口緊貼下頷,並貼著脖子輕輕向下散滑,兩手可同時進行。

(4)**腋下淋巴結按摩**：腋下是全身最大的淋巴結所在處，可左手握後頸，右手輕柔地按摩左腋。然後以相同姿勢按摩右腋。

(5)**腹股溝淋巴按摩**：雙腿張開，手由上往下輕柔推拿。

(6)**膕淋巴結按摩**：彎腰，雙手放在膝蓋後膕窩部位，由上而下，由內而外，輕柔按摩。

**小叮嚀**

　　淋巴結按摩時要注意按摩動作幅度不要過大，力道也不要太重。同一部位在按摩時速度要一致，輕緩適中。如果身體出現過敏或發炎狀況，請立即停止按摩。按摩以後要多喝水，補充身體水分，以便快速排出毒素。選擇合適的、品質好的按摩精油，可以加速淋巴液回流，排毒的效果自然就好。
　　我們就可以按其走向促進淋巴的循環，幫助排毒。

# 面部按摩排毒妙招

**妙招 82**

　　淋巴系統是我們人體內的清道夫，是收集各器官毒素的主要場所，頭頸部的頷下淋巴結主要收納面部、口腔和齶扁桃腺的淋巴管，頸外淋巴結收納頸部淋巴管，而上肢的淋巴管主要注入腋淋巴結，下肢的淋巴由腹股溝淋巴結輸出管注入髂外淋巴結。了解了體內淋巴結的收納，我們就可以按其走向促進淋巴的循環，幫助排毒。

**肌膚中毒測試**

　　完成下面的肌膚中毒測試，可以了解自己的皮膚中毒有多深。

(1)這兩個月工作壓力特別大，經常加班加時工作，已經習慣了凌晨入睡。（是、否）

(2)最近皮膚的顏色好像加深了許多，當然絕不是那種健康的小麥膚色，而是暗暗的黃褐色。（是、否）

(3)早上起床照鏡子時發現皮膚沒有光澤，看起來十分晦澀。（是、否）

(4)上班路上看見以前的同事，她們都說你看起來憔悴了好多。（是、否）

(5)三餐不定時，大多數都是叫外賣或吃速食食品。（是、否）

(6)天氣已經沒那麼熱了，可是臉上的出油情況反而加劇。（是、否）

(7)臉頰、額頭和下巴有痘痘和粉刺層出不窮。（是、否）

(8)原有的斑點顏色變重。（是、否）

(9)肌膚乾燥粗糙，摸上去手感很差。（是、否）

(10)皮膚抵抗力下降，很容易產生過敏現象。（是、否）

(11)眼角和嘴角有細細的皺紋，雖然不十分明顯。（是、否）

(12)黑眼圈和眼袋不請自來，儘管你固定早晚使用眼霜。（是、否）

看看以上12種情況，你回答為「是」的有多少？結果證實，這些症狀在你身上出現得越多，你的肌膚中累積的毒素就越多，排毒工作對你而言就越緊迫。

### 簡易按摩排毒

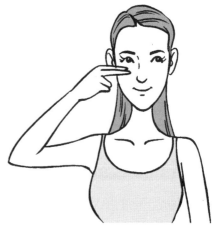

頭面部，以拇指放在額頭中央，由眉頭到髮際；從額頭開始，用大拇指由額頭中間往太陽穴的方向推；臉頰處，以四指按壓鼻竇之後向兩旁移動到耳朵；食指、中指，從下巴中間推向旁邊，至耳朵下面。上肢可以從手掌沿著手臂內側推，推至腋下再輕輕按壓腋下；同理，下肢腿部可從小腿往大腿方向推至腹股溝，再輕輕按

壓腹股溝處，重複幾次，既可以幫助排毒又可以達到瘦手臂及大腿的作用。

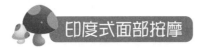 印度式面部按摩

下面詳細介紹這套印度式臉部按摩法的具體操作方法：

(1)抬起頭部，做仰望天空狀。雙手手背平滑地按摩頸部，先上下，後左右。按照這樣的順序進行按摩可以紓緩頸部的壓力，讓脖頸得到徹底的放鬆。此動作持續約30秒鐘。

(2)接著從下頜骨開始，用食指和中指輕輕地向上擠壓按摩，並微微夾緊臉部肌肉，一直到耳垂處放鬆，這個動作重複5次即可。

(3)用左手食指和中指的指肚，從鼻梁沿著左邊面頰按摩到左耳的上方，持續10秒後從反方向按摩回來。按此方法，再用右手手指按摩右邊臉頰。動作各重複5次即可。此動作能夠產生很好的舒緩面部神經的作用。

(4)用左手食指和中指擺成「V」形的勝利手勢。閉上雙眼，食指放在眉毛下面，中指放在眼睛下面，用指肚輕輕地來回按摩左眼。右手同樣按此方法按摩右眼。這種指法按摩有助於緩解眼部疲勞，消除眼袋。此動作持續30秒鐘。

(5)根據自己額頭的寬度，用3～4根手指輕輕地來回按摩額頭。從一邊太陽穴按摩到另一邊的太陽穴，按摩動作需溫柔細膩。這樣可以有效清理臉部多餘的紋理，減少皺紋。

小叮嚀

　　肌膚中毒的最明顯狀況往往是皮膚粗糙和乾燥。這就會使許多人誤認為只要加強保濕，就可緩解皮膚「中毒」狀況。實則不然。應該把如何排毒作為肌膚保養的首要工作，而不只是單純的保濕。被油膩污垢阻塞的毛孔自然無法暢快地排除毒素，除了每天做好徹底清潔以外，每週進行一次蒸氣浴或桑拿也能幫助加快新陳代謝，排毒養顏。建議從飲食和護膚品等多方面攝取維生素，內外兼顧，有效緩解並預防肌膚中毒。

妙招
83

# 足部按摩排毒妙招

足底按摩排毒是透過按摩腎和輸尿管、膀胱等的反射區，達到把毒素溶在尿液中排出的目的。中醫認為，每日按摩足底，能夠滋補腎陰，鎮靜安神，可治療小便不利、腰膝痠軟以及頭暈目眩、耳鳴失眠等，可收到「面紅潤」、「足輕鬆」的效果和永葆青春的作用。

 ## 足部按摩的排毒作用

(1)加強細胞活力，防止老化。能調節肝臟功能，增強人體抗病排毒的能力。

(2)促進機體的新陳代謝功能，常保活力。

(3)調節神經系統和內分泌，使之趨於平衡。恢復退化的器官機能，提高人體免疫能力。

(4)按摩胃、十二指腸、小腸、大腸、腹腔神經等足部反射區，對腹脹、積滯、便祕患者能產生消食導滯的作用；按摩小腸、橫結腸、降結腸、乙狀結腸和直腸等足部反射區後，可加強腸蠕動的能力，從而能達到暢腑通便的功效。

(5)按摩上半身和下半身淋巴系統及相關反射區後，能迅速清火解毒，消腫止痛。對濕熱引起的紅腫、潰瘍等炎症有良好的療效。

(6)常按摩腎、輸尿管、膀胱、淋巴結等反射區，可使人體內有毒物質和代謝產物順利地從小便排出，從而產生增強人體排毒能力，淨化人體內環境，減少疾病的作用。

## 足部按摩排毒

這裡向大家推薦幾種方法，這些方法在某些方面甚至可以和足療館的按摩方法相媲美，而且省時、省力、省錢，輕輕鬆鬆就能排毒。

(1)可以光腳或只穿襪子在鵝卵石道上面來回慢走。也可以收集一些

鵝卵石，放在洗腳盆裡，透過石頭刺激腳底條件反射區。加些溫水效果更佳。

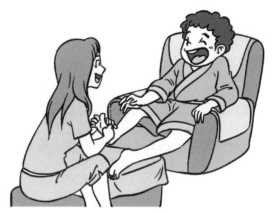

(2)在熱水中添加一些有排毒作用的中草藥劑，每天泡腳，可以刺激足部反射區。同時由於吸收了藥物，還能養護全身臟器，促進氣血運行。

(3)按摩足心。足少陰腎經的湧泉穴位於足心，也就是足部的腎臟反射區，按摩足心有活躍腎臟、利尿排毒的功效。

具體的按摩方法如下：①盤腿而坐，將雙手搓熱，左手扶左足，右手按摩左足心。右手扶右足，左手按摩右足心。②仰臥姿勢，右腿彎屈呈弓形，將左足盤在右大腿上，右手按摩左足心，同樣方法用左手按摩右足心。③雙腿伸直，右腳心貼在左腳背上摩擦，左腳心貼在右腳背上摩擦。

在按摩之後要多喝一些白開水，這樣更有助於身體毒素的排放。

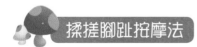
## 叩擊足心按摩法

雙足洗淨，擦乾，赤足平坐。用單手食指第二關節或長柄的健身錘（它的頭部最好是用纖維製成）輕輕叩擊足心，操作2～3分鐘，每天1～3次，1個月為一個療程。

左右腳要同時進行叩擊。叩擊結束後應飲用300～500CC的溫開水。腳底患有濕疹或有傷口時不宜進行按摩。

## 揉搓腳趾按摩法

把雙足洗淨，擦乾，然後赤足平坐。用單手拇指和食指指腹輕輕揉搓腳趾，每個腳趾揉搓2～3分鐘，以腳趾感到發熱為準。

揉搓時不要用力過重，以免造成腳趾損傷。腳趾患有濕疹或有傷口時不宜進行按摩。揉趾結束後應飲用200～300CC的溫開水。

**小叮嚀**

　　足部按摩基本的操作手法都要遵循幾個原則：①持久。要求按摩時能按照相應規定持續一定時間。②有力。指手法操作時需要一定的力道，根據穴區及病症的不同特性增大或減少力量。③均勻。手法要有節奏，按摩方位力量要諧調，對足部進行諧調穩定的刺激。④柔和。按摩時動作不能粗暴，也不能輕浮，轉換自然，令人產生和諧連綿、循序漸進的感覺。

## 全身乾刷健膚法

妙招
**84**

　　蜂窩現象一般用來描述那些常見於大腿和臀部的難看的沉澱物，這些難看的肥胖的堆積物也會在後脖、肩膀、喉嚨和臉上的皮膚下累積起來。蜂窩是由毒素堆積成的，類似於雞皮或弄皺的橘子皮。通常，它被稱為「橘子皮」問題，常以難看的腫脹、皺紋、皺痕及傷疤和變色的形式出現。

### 乾刷皮膚的好處

　　乾刷在刺激淋巴系統、排除毒素方面十分有效。乾刷皮膚能夠使僵死的表皮細胞脫落，從而有助於皮膚通暢地呼吸；乾刷皮膚可以清潔毛孔，改善皮膚的外觀（僵死的細胞色澤暗淡，而健康的皮膚是有光澤的）；乾刷皮膚也可以刺激皮脂的生長，從而改善皮膚的肌理和色澤；乾刷皮膚能促使肌肉進行收縮，進而促進淋巴和血液的流動，這樣就能改善血液循環系統和淋巴循環系統，而增強淋巴循環能夠有效地促進細胞中廢物的排出，有助於細胞的生長和更新，促進血液循環又可以有助於排掉臃腫的臀部和大腿部位中的過多液體。良好的血液循環和淋巴循環可以防止積水、水瀦留和水腫。

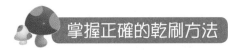

## 掌握正確的乾刷方法

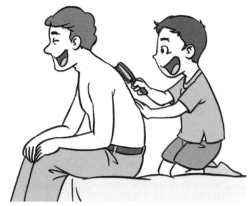

準備一把天然的毛刷、一塊絲瓜絡（長老了的絲瓜筋）、一塊乾法蘭絨和一只連指手套。刷子的毛和法蘭絨應當結實、柔軟。

只穿內衣或者乾脆什麼也不穿，不管是坐還是站，要選擇好一種姿勢，以便能刷到身體的各個部位。可以坐在浴缸邊上，把一條腿放在抽水馬桶的座墊上；或者是坐在床沿上，把一條腿放在枕頭上，這兩個姿勢都很適合。

拿好刷子，戴上連指手套，先從腳刷起，包括腳板。接著刷腿，從踝關節開始，用力刷向膝蓋。先刷前面，再刷後面，動作幅度要大，流暢自然，對小腿和脛骨應多刷幾次。接著從膝蓋刷向大腿末端和臀部上方、後腰部，別忘了朝腹股溝的方向刷，這部位的淋巴結最多。

在刷腹部時，要沿順時針方向輕輕地刷。刷的方向與腸子蠕動的方向是一致的，這樣就不會擾亂腸的正常生理功能。特別注意不要刷到生殖器。

然後順著身體往上刷，朝腋窩的方向刷，這也是一個主要的淋巴結區。

刷手臂時，應從手臂的腕關節刷向肩關節。由兩手朝向腋窩刷，同時別忘了刷刷手掌。再來刷兩肩，從肩膀往下刷向胸部，朝心臟刷。女性應注意不要刷到乳頭。

脖子和肩膀應當輕輕地刷，因為這些部位的皮膚很嬌嫩。從手臂的上方開始，輕輕地刷過肩膀和脖子，直到頭顱的底端。

刷臉時，必須用軟的面刷或法蘭絨，因為臉部的皮膚十分嬌嫩，如果刷子太硬，會傷及臉上的皮膚。

刷的時候要很仔細，至少刷5分鐘，直到皮膚產生光澤，覺得精力充沛時為止。刷完後皮膚會有刺痛感，全身發熱，這是因為乾刷能刺激皮

膚，加速血液循環。經常乾刷皮膚，不久後就會發現皮膚狀況得到了改善：皮膚變得更細嫩、更光滑了，身上那些乾枯的皮屑也不見了。乾刷皮膚每天只需花幾分鐘，卻能收到令人難以置信的滿意效果。

**小叮嚀**

乾刷宜在晨起和晚上沐浴前進行。刷腹部時不要太用力，因為腹部的皮膚要比前臂的皮膚細嫩。另外不要弄濕了皮膚，否則水分會增加皮膚和毛刷之間的摩擦力，可能刷傷皮膚。每一次動作都要刷向心臟所在的部位。因為心臟能夠很容易地把血液輸送到身體的各個部位，但是血液和淋巴只有在外力的幫助下，才能克服重力，流回心臟（如果從心臟部位向外刷的話就可能產生眩暈，可能擾亂淋巴液和血液的正常循環）。

## 經絡穴位按摩能排毒

妙招
**85**

經絡系統是將人體各部的組織器官聯繫成一個有機整體的調控系統。生理上經絡系統運行氣血、調理陰陽，對機體的代謝、免疫、內分泌及神經系統都有調整作用。病理上，臟腑器官有病，可以在經絡穴位或相應體表部位上，出現病理反應點，經絡則是傳送病理訊息的通道。因此，給予經絡上穴位一定的刺激，可以調整人體虛實，使失衡的人體各部能夠達到恢復平衡、治療疾病的目的。當刺激穴位的時候，這種刺激會被傳給脊髓和中樞神經，然後受到刺激後的中樞神經再將刺激傳送到末梢神經。結果，這些神經就會給它所控制的內臟和組織帶來影響。於是病患處會與之感應並產生變化，比如血液的流動、激素的分泌狀態等都會有細微的變化，使全身舒活起來。如果反覆地施加這樣的刺激，則會循序漸進地使內臟恢復到健康狀態。這種治療方法就是穴位治療法。

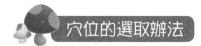

### 穴位的選取辦法

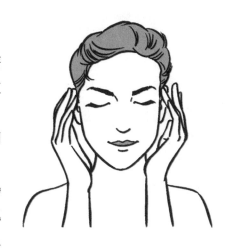

全身一共有365個穴位，在穴位療法中會經常使用的有140個左右，在家庭治療中經常使用的有70個左右。

它們被稱為手太陰肺經、手陽明大腸經、足陽明胃經、足太陰脾經、手少陰心經、手太陽小腸經、足太陽膀胱經、足少陰腎經、手厥陰心包經、手少陽三焦經、足少陽膽經和足厥陰肝經等。除此之外，如果加上與這些能量通道稍稍偏離一點的任脈和督脈，就是十四支經脈了，與這十四支經脈相對應的點叫經穴；而與經穴稍稍偏離，但是治療效果極好的穴位叫奇穴。奇穴的數量高達數百個。另外，對於刺激反應非常敏感的叫作阿是穴。

要想找尋正確的位置，可參考以下幾個經驗：①手指或手掌輕輕觸摸穴道附近的皮膚，如果感覺粗澀不光滑，或有小皮膚疹、雀斑、黑變，就用拇指和食指輕輕捏此部位。這時，應該有異於其他皮膚的痛感。②假如感覺疼痛，即以拇指或食指指腹輕輕施力（1～2公斤的壓力），疼痛會更顯著。③如果用手指按壓刺激該處並不覺得痛，即表示並非穴位位置，必須再細心按壓其四周，找尋有痛感的點。④找到有痛感的地方，再稍微施力，如果覺得痛感會上下移動，而且按壓地方有類似疙瘩或筋的硬塊，那就是穴位的正確位置了，也就是有療效的穴位。

### 針對心煩氣躁的穴位按摩

全身放鬆，含胸拔背，意守丹田，運用腹式呼吸法，吸氣時，用意念於拇指端並集中於三陰交，以指代針，用螺旋透膚勁傳達到經絡。點後頓感體輕、腦鬆、心舒、神清。每天3遍，每遍12回。按摩時應動靜均宜，安神定志。

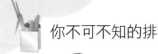

### 針對體虛乏力的穴位按摩

操作時，氣沉丹田，兩拇指點按太陽穴，食指屈伸抹擦於眉弓，兩手指轉幅要圓，用力對稱，由輕而重，由慢漸快，頻率視病情而定。

以明目醒腦、提神解疲為佳。可以不計時間、地點，閒時用5分鐘即可操作。按摩時要起伏有序。

### 針對體弱多病的穴位按摩

吸氣於丹田，然後透過意念，右手呈鷹爪式，捏拿天樞穴，同時用左手中指發力，點揉天突穴，每分鐘30次左右，細膩均勻；有得氣感和熱感。這樣可以增強呼吸的深長，提高免疫能力。這套動作有袪除哮喘、喉炎、呼吸道感染等炎症的效果。每日3遍，每遍12回。

### 針對憂鬱症的穴位按摩

肩井：位於第七頸椎（脖子上最突出的一塊骨頭）和肩頭中央的位置。

膈俞：與胸椎第七和第八塊突起間的高度相當，脊柱外側一寸左右。

腎俞：與腰椎第二和第三塊突起間的高度相當，脊柱外側一寸左右。

鳩尾：位於心窩的下方。

中脘：位於心窩和肚臍連線的中點。

足三里：位於小腿部膝髕下三寸，脛骨前脊外側一橫指處。

湧泉：位於腳板心中央。

百會：位於頭頂。

這些穴位對於消除頭部疲勞、緩解全身精神緊張很有效果。

**小叮嚀**

　　厲兌位於第二腳趾的趾甲邊上。該穴位相當於控制消化器官的胃經的末端，所以刺激這裡可以調節腸胃功能。對於這個穴位，可以採用揉捏和拉扯的方式。在用餐前按摩20～30分鐘的話，會使食欲得到克制。該穴位在進行糖尿病和高血壓的食物療法中也非常有用。如果不想攝入過多的脂肪，可以按摩以下穴位：中府、中脘、關元、腎俞、承扶、血海、梁丘、委中、承山、地機、太溪、崑崙、湧泉。

#  時尚排毒妙招

## 刮痧排毒有道理

妙招
86

> 刮痧排毒是民間排毒方法的一種。民間常用於感冒或中暑人群。可用錢幣蘸麻油或湯勺蘸酒在皮膚上進行刮拭。而現代人，則用刮痧板代替銅錢瓷勺，用活血劑代替了麻油和酒之類。刮痧對於肩頸痛、頭痛、便祕、暗瘡、皮膚灰暗、面色焦黃等毒素瘀積過深造成的多種疾病有效。

 刮痧排毒機理

刮痧利用具有「涼血」作用的「刮痧板」，透過反覆刮拭，刺激皮膚表面特定部位的神經末梢，調節神經系統的興奮與抑制反應，增強其傳導功能，刺激經絡穴位，促進氣血運行，促使皮膚微血管擴張，加速血液及淋巴液循環，同時增強局部血管的功能，增加細胞的營養和氧的供給，使細胞活化，加快代謝產物的排泄，從而達到解毒、排毒的功效。

刮痧的排毒機理是根據中醫十二經脈及奇經八脈，遵循「急則治其標」的原則，運用手法強刺激經絡，使局部皮膚發紅充血，從而產生醒神救厥、解毒祛邪、清熱解表、行氣止痛、健脾和胃的效用。人體的不同穴位與經絡是不同的反射區，即對應身體的某特定部位的健康，刮不同的部位，用不同的力道就會有不同的效果。由於不健康的部位刮起來會感到不平滑，技師便能對症下手。一般的刮痧都是透過對肩頸部位的刮拭，讓緊繃、毒素過多的肌肉和身體得到緩釋。

刮痧的運動作用可使皮下充血，毛細孔擴張，穢濁之氣由裡出表，體內邪氣宣洩，把阻經滯絡的病源呈現於體表，使全身血脈暢通，汗腺充溢，而達到開泄腠理、痧毒從汗而解。同時，可使皮脂分泌通暢，皮膚柔潤而富有光澤，膚色紅潤，皺紋減少，還可以減少脂肪，加快代謝和有助

於減肥。

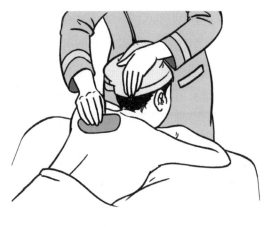

刮痧術透過經絡俞穴刺激血管，使人體周身氣血迅速得以暢通，病變器官和受損傷的細胞得到營養和氧氣的補充，氣血周流，通達五臟六腑，平衡陰陽，可以產生正本清源、恢復人體自身癒病能力的作用。

刮痧可以促進正常免疫細胞的生長、發育，提高其活性，同時可促進淋巴細胞、白血球和其他免疫細胞對病毒、細菌的過濾和吞噬作用。此外，刮痧可使人體的組織胺、類組織胺及乙醯膽鹼分泌增多，使其攜帶氧氣和血紅蛋白的數目相應增加，從而加速免疫細胞營養的補給。這些都有助於人體自身免疫系統功能的提高。

刮痧排毒主要適合面色晦暗、全身乏力、睡眠品質低、腸胃功能失調、內分泌紊亂的亞健康人群。

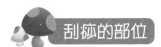

### 刮痧的部位

人體可以刮痧的部位很多，常見的有第七頸椎上下左右四處，喉骨兩旁，兩臂，兩腿彎，脊椎兩旁，前胸肋肌間，兩足內外踝後的足跟肌腱處，左右肋下肝脾區，以及兩肩胛岡上和岡下等處。背部刮痧取俯臥位，肩部取正坐姿。

### 刮痧方法

先將準備刮痧的部位擦淨，用刮痧板的邊緣蘸上刮痧油或按摩油，在確定部位進行刮痧。刮痧要順一個方向刮，不要來回刮，力量要均勻合適，不要忽輕忽重。刮痧後，如連刮兩臂彎十幾下，即出現暗紫色的條條痧痕。

按上述刮痧部位，一般每處可刮20下。如患有頭痛或喉痛，則取坐姿；頭暈眼花或胸腹疼，則取仰位；如肩背腰骶等處疼，則取俯臥位。

一般情況下，如能按照前面介紹的刮痧部位，依次刮完，病人立即會感到輕鬆，可讓病人休息幾分鐘，然後再在其前胸、後背、肋間、頸椎上下，或兩肩胛岡上岡下，每處刮十幾下。刮完後，讓病人飽飲糖薑水或白開水，患者會感覺異常舒暢。

**小叮嚀**

刮痧後皮膚表面會出現紅、紫、黑斑或黑皰等，稱為「出痧」。出痧的性質、多少因刮痧的手法、力道、頻率和患者的體質、病情的不同而各有區別。出痧是刮痧後出現的正常反應，是一個血管擴張至微血管破裂，血流外溢，皮膚局部形成瘀血斑的過程。這種血凝塊不久即能消失，不需要做特殊處理。紅斑顏色的深淺通常是病症輕重的反映。病越重，「痧」就出得越多，顏色也深。病情輕，「痧」就出得少，顏色也較淺。

妙招 **87**

# 拔罐排毒妙招

拔罐療法又名「火罐氣」、「吸筒療法」，古稱「角法」，是傳統醫學中一種治療疾病、排除毒素的方法。這種療法具有拔毒瀉熱、逐寒祛濕、行氣活血、祛除瘀滯、疏通經絡、消腫止痛的功效，能夠解除疲勞、增強體質，還能調理人體的陰陽平衡，進而達到扶正祛邪、治癒疾病的目的。經多年的臨床試驗證明，拔罐法具有很好的排毒作用。

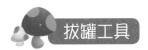 **拔罐工具**

拔罐需要用一種特殊的工具——罐。罐分為很多種，有陶瓷罐、竹罐、玻璃罐、橡膠罐等，甚至常見的罐頭瓶也能夠用來拔罐。在臨床中玻璃罐、陶瓷罐、竹罐用得比較多。而在家庭中多使用橡膠罐，因為它使用起來非常方便，不管懂不懂醫術，只要明白哪裡痛就拔哪裡即可，但橡膠罐也有它的缺點：不能用火，少了一個非常重要的環節，效果和其他罐相比當然要差一些，因此醫院一般不用橡膠罐來為患者治病、排毒。而玻璃罐光滑透明，能夠透過玻璃觀察罐內皮膚充血、瘀血、起泡及放血時的出血情況等，因此在臨床中被廣泛使用。

拔罐還需要一個工具——探子，或者叫火把。可用一截較粗的鉛絲，一頭纏上棉花及紗布，用來蘸酒精、點火，另一頭彎成圓圈狀，易於用手握住。

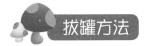 **拔罐方法**

拔罐的方法有很多種，主要有拔罐、閃罐、走罐、放血拔罐4種。

拔罐是最基本、最簡單的方法。一般用一隻手拿罐，另一隻手拿著已經點著火的探子，把著火的探子在罐中晃幾晃，然後撤出，再把罐迅速放在需要治療的部位，接著用手輕輕拔一拔罐子，看是不是已經吸上了。拔罐時需要注意不要把探子上的酒精抹在罐子口上，也不要將探子上的酒精滴落在病人的皮膚上，否則會燙傷病人。

閃罐就是把已經拔上的罐子，迅速取下，接著再拔、再取下，這樣反覆做多次。閃罐法多用於虛寒症，或需重點刺激的穴位，或肌肉萎縮症。閃罐時應注意，在反覆閃拔罐子時，罐子本身的溫度也會迅速升高，因此要多準備幾個罐子，輪流使用，防止燙傷患者的皮膚。

走罐指的是在罐子吸上了之後，用一隻手，或兩隻手抓住罐子，輕輕上提，推拉罐體在患者的皮膚上慢慢移動。可以來回移動，也可以向一個方向移動。因此，走罐不僅僅作用於一個穴位，而是作用於數個穴位，一部分或者一段經絡。上罐時應注意，走罐之前要在罐子口或在欲走罐的部

位塗抹一些潤滑劑，如石蠟油、甘油、刮痧油等，用來防止走罐的時候拉傷皮膚。走罐經常被用於後背痠痛、頭暈、發涼、感冒等病症。

　　放血拔罐是指在膿腫處或選定的穴位上，用三稜針扎上幾針，然後在上面拔罐。人體內的膿血、瘀血會沿著針眼流出。放血拔罐的時候應注意，在起罐之後應做好消毒工作，以防感染。放血拔罐法一般用於熱毒、發熱引起的疾病，具有逐淤散結、清熱解毒的功效。使用此方法時，一般拔3～5分鐘就可將罐取下，取時不要強行扯罐、硬拉或轉動。動作要領是一手將罐向一面傾斜，另一手按壓皮膚，滲入空氣，使罐子自然脫落。

## 拔罐祛斑祛痘

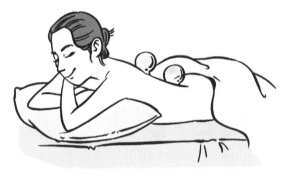

　　拔罐療法是一種以杯罐為工具，吸咐於身體某一部位或穴位，達到治療疾病目的的方法。它利用負壓使其作用於應拔部位或穴位，產生刺激，使被拔的局部組織充血和皮內輕微瘀血，促使經絡暢通，以達到調整機體功能，恢復生理狀態，祛除疾病的功效，是一種物理性治療方法。根據穴位和採用經脈的不同，或與針灸等其他方式結合，拔罐也可以對排毒、祛斑、祛痘有很好的效果。

### 小叮嚀

　　拔罐要注意下列禁忌：①皮膚過敏，全身枯瘦或皮膚失去彈力，皮膚有破損、潰爛處者。②外傷骨折部位，靜脈曲張部位，惡性腫瘤部位。③全身劇烈抽搐或煩躁不安者。④浮腫病或水腫者。⑤重度失血、出血性疾患（血友病、血小板減少性紫癜及白血病等）及有出血傾向者。⑥婦女月經期。⑦妊娠婦女的下腹及腰骶部。

# 竹鹽排毒妙招

妙招
88

> 竹鹽是把出產於韓國西海岸的天然鹽灌進生長3年以上，且含有大量硫磺的青竹製成的竹筒內，然後將其放入黃土窯中，用松木做燃料煆燒，成功融合了竹子、黃土、松脂等多種天然材質的藥性物質，因此具有很好的保健功效。竹鹽內服能夠清腸，促進消化，外用則有消炎排毒、瘦身減脂、改善酸性體質的功效。

## 竹鹽排毒苗條法

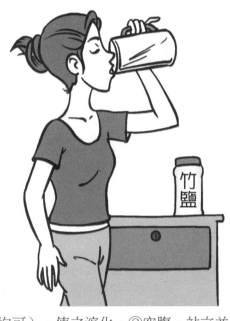

便祕會導致肥胖。長期出現便祕情況的人群，由於腸的蠕動功能差，排泄不暢，使脂肪長時間堆積在腸道中並被過量吸收，最終導致肥胖，同時，宿便還會致使體內產生積毒，不僅影響美容，更會危害身體。而竹鹽就可以產生清理腸道的作用。

用竹鹽清腸的具體作法是：①早晨用2瓶礦泉水或同等量的涼白開水，放入1克竹鹽（顆粒、粉末均可），使之溶化。②空腹，站立並慢慢來回踱步，在20分鐘內將竹鹽水喝下。③喝完竹鹽水後不要停歇，接著喝礦泉水或白開水，喝到實在喝不下為止。④半小時或1小時內會有便意，一定要忍，直到實在忍不住再排便。每次排便都遵此原則。正常情況下，一天排便4次左右。⑤根據每個人不同的病情、體質，其洗腸時間也不相同。每天1次。一般洗腸1～3天即可，最多不要超過7天。

用竹鹽清腸時應注意：①糖尿病患者剛開始洗腸時會出現排不出便的現象，那是體內將鹽水全部吸收所致。不必緊張，只要加快喝竹鹽水的速

度，且加大水量，不僅能排便，而且能降血糖。②高血壓患者洗腸時會有暫時性暈眩現象，待大便排出後即可恢復正常。③腸胃病嚴重者洗腸會出現嘔吐現象，以後會逐漸減輕，幾日後即可恢復正常。

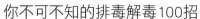

## 竹鹽按摩防水腫

要想消腫也可以試試用竹鹽。多數肥胖的人身體四肢總感覺脹脹的，這是人體內積蓄了過多的水分、脂肪和老舊廢物所呈現出來的浮腫。每天沐浴時，選用含有竹鹽的沐浴乳和身體磨砂膏，均勻塗抹在身上，並進行適度按摩。尤其是大腿、腹部、臀部這些易腫的部位，需要重點按摩。長久持續下去，就會在身心方面得到改善。另外，使用竹鹽香皂也會收到同樣的效果。

竹鹽能「消腫」是因為它其中的有機物能夠滲入皮膚，促進皮膚的新陳代謝，排出體內多餘的水分和廢物，在按摩的過程中感覺到渾身發熱就證實體內垃圾正在隨著汗水被排出體外。另外，竹鹽中含有大量礦物質，可以讓肌膚緊緻有彈性，細滑粉嫩。

### 小叮嚀

毒素在體內的沉積，已成為現代疾病的罪魁禍首。竹鹽均衡地含有幾十種礦物質和微量元素，能有效地保持體內電離子平衡，所以具有非常強大的解毒能力。另外，因為竹鹽具有極強的滲透力和滲透壓功能，它不是針對某一局部器官的毒素進行清理，而是全方位地從血液到細胞，全面無遺漏地對我們全身進行清掃。竹鹽中含有天然硫磺、松脂成分，它們能有效地清除重金屬。竹鹽中含有硒，能直接清除體內的過氧化脂肪質，調節體液的平衡，促進細胞的活動更加活躍。

# 熱石排毒妙招

妙招
89

> 在歐美流行的「熱石」排毒法傳到了我國，引起了很多人的關注。這個方法早已經被印地安人應用，崇拜太陽的印地安人將吸取太陽能量的石材，使用在人體關鍵部位，有神奇的功效。研究發現，熱石按摩結合香氛療法，有促進和諧與淨化的功能，能增強免疫力。

## 熱石排毒

在使用熱石排毒的同時結合香熏療法，能夠增強機體的免疫功能，促進身體器官的淨化功能，進而排出毒素，使身體免受毒素的困擾。

首先，芳療師要根據各人的體質來調配合適的芳香精油。客人在自然的香氣和輕曼的音樂中充分放鬆自己的身心，並且開啟身體的能量源。芳療師把燒煮溫度達到60℃的熱石裏上一層調和精油，排成整齊的兩排，讓客人自然平躺在熱石上，脊椎剛好位於熱石的中間；芳療師還可以根據客人身體的能量點放上熱石，如在頸椎、腹腔、雙掌等部位放上熱石，這些沉甸甸的石頭慢慢地散發著熱量，能夠促進血液循環，加速新陳代謝，有利於將身體中的毒素排出體外，還能使肌膚充滿彈性。

接著芳療師搭配手技與石頭來做深層肌肉按摩滑動，穴位及其周圍被濕潤的石頭刺激後能迅速吸收精油。這時，緊繃的身體被溫暖的酥麻感喚醒了，會感覺到有一股暖流深入到皮膚下，使被堵塞的體內氣流重新暢通，從而促進淋巴和血液循環，加速新陳代謝，排出體內的毒素。熱石按摩有其他按摩方式所無法比擬的優勢。

## 石頭保養

石頭是進行「熱石」療法的主角，因此首先要選擇合適的石頭。「熱石」排毒法所需要的石頭一定要具有溫度穩定、材質溫潤，有均勻的毛細孔可以吸收精油的特點。「熱石」療法的最佳選擇是夏威夷熱石，這是由

於它是一種質感細緻的獨特礦物質，有著神祕的磁場能量與豐富的礦物能量。金屬性物質與岩漿的長久結合，造就了它恆溫的特質。

在選好合適的石頭之後，接下來就需要養石。用陽光和精油每日精心「餵養」，持續時間大約為3～6個月，在每100個石頭之中大約只能夠成功養成40個，可以用來做「熱石」排毒法的能量石。養好的石頭散發自然的芳香，外表黑亮飽滿，顏色越深效果越好。一套「熱石」排毒法的療程一共會使用到不同功能及形狀的熱石42顆，包含6顆臉部能量石、5顆大型能量石、21顆中型能量石、8顆小型能量石、1顆尖型開穴能量石、1顆錐型按摩能量石。療程結束之後，需要將石頭擺開使其淨化。

「熱石」排毒法對芳療師的按摩手技要求很高。每一位芳療師只有透過專業的訓練，才能夠使自己的十指與手腕的施力、律動和石頭合而為一。利用手腕柔軟的韻律及靈活的十指律動，加上能量按摩的特殊手法，能夠讓每一顆堅硬無比的礦石變成具有輕柔觸感的魔力能量熱石，使人體感受到從沒有過的舒適感，並幫助人體排出體內的毒素。

## 熱石療法

「熱石療法」不同於傳統的精油護理，它用經過加溫的石頭來代替芳療師的手為顧客做護理。「熱石」療程不僅有全身，也有局部，甚至還有足部反射「熱石」療法。這個療法能媲美於足底按摩，將火燙的熱石放入浸泡著鮮花花瓣的汁水中，腳在水中浸泡的時候能夠觸摸到熱烘烘的石頭，芳療師在一旁拿熱石與精油摩擦著客人的腳趾和小腿肚，使其放鬆僵硬的腿部。運用熱石來做足底按摩，能達到一般足底按摩不能達到的效果，熱能會刺激交感神經，產生放鬆鎮靜的功效。敷用熱石具有排毒作用，熱石的熱量能幫助排除體內的部分毒素，熱石中含有的礦物質以及吸收的精油有自身的美容功效，增加溫度後更易被皮膚吸收，石塊本身的重量對人體穴位具有壓力，能達到舒緩放鬆全身的作用。

**準備材料**：在保溫爐中加純淨水，滴入精油，將「熱石」浸泡其中，插上電源加熱約20分鐘（溫度可根據顧客皮膚的承受能力而定，一般不超

過70℃）。石頭溫熱後取出置於毛巾上。熱石可以反覆使用，只需每次使用後清潔消毒即可。

**沖淋**：在進行水療之前，客人需要用溫水洗去皮膚表面堆積的皮脂及污垢，讓毛孔通暢的皮膚能更好地吸收產品，也可以到太空艙裡躺上十來分鐘，太空艙的紅外線功能可以幫助打開毛孔，排出體內代謝的廢物，有瘦身的功效。沖淋後在更衣室裡換上事先準備好的浴衣，便可隨芳療師一起開始熱石療程。

**脫屑**：靜躺在單獨的護理室中，燈光被調至最柔和的狀態，四周擺放著綠色植物，加上綠色的基調，耳邊迴盪著輕揚的樂聲，給人一種回歸自然的輕鬆感覺。俯臥於按摩床上，嗅著空氣中清新的檸檬香味，很快就能讓全身得到放鬆。芳療師所做的第一步便是脫屑。將海鹽抹於裸露的背部，戴上按摩手套，沿著脊椎兩側，由下往上按摩打圈，藉著海鹽的摩擦力脫去皮膚上堆積的角質細胞。海鹽除了有很好的清潔作用，還對油脂分泌旺盛易發暗瘡的皮膚有很好的療效。海鹽中含有礦物成分和微量元素被皮膚吸收，可促進皮膚健康。

**熱石**：脫屑後把精油塗抹於全身，以淋巴排毒的手法進行按摩，先舒通筋絡，再將溫度適宜的熱石按序擺放於背部脊椎兩側的穴位上，讓熱石內吸收的精油成分隨熱量一起為皮膚所吸收。

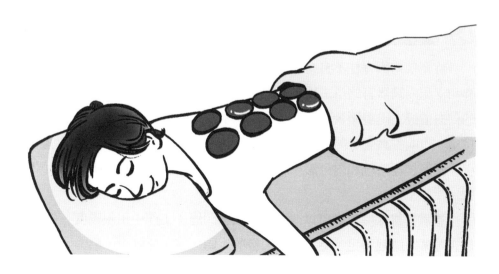

**小叮嚀**

　　熱石療法是將熱石和按摩精油有效結合而進行的一種SPA療法，二者缺一不可。用於熱石療法的按摩熱石，經過特殊加熱後，放置在人體的皮膚或經絡上，因為熱石具有大地的能量，作用於身體局部和整體系統，透過深層的熱傳導方式把熱力源源不斷地輸入體內，再經由反射穴點的傳導，對肌肉組織及關節具有激發調節功能。此類療法更融合了現代美容養生等理念，結合最新香熏精油和特殊按摩手法，可舒緩疲勞，放鬆神經，補充能量。

# 香熏排毒妙招

**妙招 90**

　　隨著年紀的增加，身體體形會有一定的變化。由於地心吸力的關係，身體某些部位漸有下垂及失去彈性的現象。如小肚脯的出現等。對於體形的保健，芳香植物精華油有很大的幫助。適當的香熏保養配合按摩動作，以及持之以恆的堅持，一定能達到理想的效果。

## 香熏開背按摩

　　許多疾病與脊柱不良有關。脊柱是人體的中心柱，大腦發出的運動神經和支配內臟器官的自主性神經由此通過。頸椎的畸形或病變可影響大腦的供血情況，出現頭暈、頭痛、肢體麻木甚至癡呆等症狀。香熏全身減壓按摩，也叫香熏全身開背按摩，藉由對脊柱、肌肉、內臟器官的按摩和牽引，調節神經系統和內分泌系統，達到保健、消脂、塑身、美容、治療功效。

　　香熏排毒保健按摩可以改善一些美容問題：工作中用眼過度、長時間注視螢幕、睡眠不足、壓力過大引發的「頭痛」；運動少，壓力大，肌肉緊張，血氣運行差，肌肉內微血管形成瘀血，引發頸部、肩部僵直痠痛，

精神委靡不振等。香薰排毒保健按摩尤其對肩部、頸椎、腰椎的疾病，背部肌肉痠痛有明顯的輔助治療效果。

　　純天然的芳香精油經絡排毒按摩可促進血液循環，活絡筋骨，讓痠楚的肌肉隨之得到放鬆，讓您一天的疲憊隨風而去。精油的親密接觸更令您的肌膚細膩、白嫩、楚楚動人。

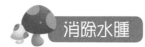 **消除水腫**

　　以18CC底油配合以下配方，按摩於水腫部位，並順著淋巴流向推按，每日1次，連續4週，效果顯著。

　　(1)杜松精油2滴＋迷迭香精油4滴＋絲柏精油2滴。

　　(2)杜松精油4滴＋洋蘇草精油3滴＋迷迭香精油2滴。

**排毒減肥**

　　以18CC底油配合以下配方，按摩於減肥部位，可做一捏一按的按摩動作，每日1次，連續4週，效果顯著。

　　(1)薰衣草精油2滴＋迷迭香精油3滴＋茴香精油2滴＋杜松精油2滴。

　　(2)廣藿香精油3滴＋杜松精油2滴＋茴香精油4滴。

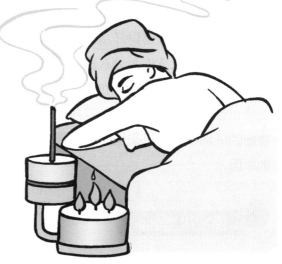

　　(3)薰衣草精油3滴＋廣藿香精油2滴＋檀香精油4滴。

　　(4)檸檬草精油3滴＋檸檬精油2滴＋桉樹精油2滴＋迷迭香精油2滴。

　　(5)絲柏精油6滴＋迷迭香精油5滴。

# 面膜排毒妙招

妙招
**91**

　　面膜是一種敷在臉上的美容護膚品，有的敷後經過20～30分鐘，便會形成一層緊繃在臉上的薄膜，所以稱作面膜。但是，有的面膜乾燥後不形成膜，不能整塊地掀起來，只能用水把它洗掉，因為操作和效果與面膜一樣，也歸入面膜了。面膜的敷料緊緊地貼在肌膚上時，會因抑制皮脂的分泌與汗水的蒸發而使肌膚溫度上升，從而促進血液循環，使滲入肌膚的養分在細胞間更深更廣地擴散開。肌膚表面那些無法蒸發的水分則會留存在表皮層，肌膚看起來就會比較光滑緊緻，細紋也會變得淺淡；另外，濕熱會使角質軟化，毛細孔擴張，堆積在裡面的汗垢毒素便可乘機排除，這也正是面膜具備徹底清潔肌膚功能的原因。

## 蜂蜜排毒面膜

　　用料：蜂蜜適量，可加牛奶或雞蛋。

　　用法：將蜂蜜加2～3倍水稀釋後，每日塗敷面部，並適當地進行按摩；也可以用紗布浸漬蜂蜜後，輕輕地擦臉，擦到臉部有微熱感為止，然後用清水洗淨。或取雞蛋清1個放碗中攪打至起泡，然後加入蜂蜜20克調勻。洗浴後將其均勻塗抹在面部和手上，使其自然風乾，30分鐘後用清水洗淨，每週2次。或取蜂蜜10克，鮮牛奶10CC，蛋黃1個攪拌均勻，調製

成膏狀，洗臉後塗於面部，20分鐘後洗去，每日1次。

**功效：** 營養皮膚，潤膚除皺，嫩白皮膚。食用蜂蜜也可以美容，每日早、晚各服天然成熟蜂蜜20～30克，溫開水沖服，就可增強體質，滋容養顏，使女士們更健康更美麗。

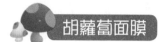 **胡蘿蔔面膜**

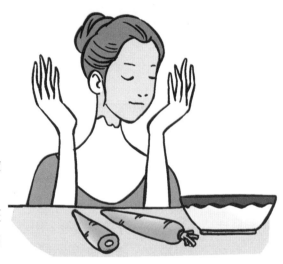

**用料：** 鮮胡蘿蔔500克，麵粉5克。

**用法：** 取鮮胡蘿蔔洗淨，搗至碎爛成糊，再加入麵粉，搗成泥。將胡蘿蔔泥敷於臉部，隔日1次，10分鐘即可。

**功效：** 袪除青春痘，化斑痕，療暗瘡，抗面部皺紋。如果能多吃些胡蘿蔔（煮熟吃，以利於胡蘿蔔素的溶解吸收），內外兼治療效更好。若單用胡蘿蔔搗泥黏性好，塗在皮膚上不易掉，可不用麵粉。用些胡蘿蔔榨取的汁液塗洗臉部也有效果。

**白菜葉面膜**

**用料：** 大白菜葉3張，酒瓶1個。

**用法：** 採購新鮮大白菜，取下整片菜葉洗淨。將大白菜葉在乾淨砧板上攤平，用酒瓶輕碾壓10分鐘左右，直到葉片呈網糊狀。將網糊狀的菜葉貼在臉上，每10分鐘更換1張葉片，連換3張。每天做1次。

**功效：** 治療青春痘，嫩白皮膚。這個方法源於土耳其民間，那裡的婦女皮膚白嫩，很少出現青春痘類的皮膚病，就是因為她們經常用大白菜葉來貼臉。

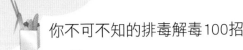

## 番茄草莓面膜

**用料**：鮮番茄1個，鮮草莓2個。

**用法**：將番茄洗淨，撕去外皮，草莓去蒂洗淨，同時擠壓成果汁即成，用果汁塗擦面部痤瘡，每日早晚各1次，30分鐘後洗去。

**功效**：番茄與草莓果汁富含維生素C、胡蘿蔔素，可抗病毒細菌，有清熱解毒的功效，且具有美白皮膚的作用。也可單用番茄汁或草莓汁塗臉。

## 紅豆泥排毒面膜

**用料**：紅豆100克，清水少許。

**用法**：紅豆洗淨，放入沸水中煮30分鐘左右，直至紅豆軟爛；將煮爛的紅豆放入果汁機內充分攪拌，打成紅豆泥，冷卻後即可使用。將紅豆泥均勻塗抹於臉部，敷15分鐘左右後，用溫水洗淨。

**功效**：清熱解毒，能促使皮膚迅速排出油脂，有效控制痤瘡，讓肌膚更健康更嫩滑清透。紅豆泥易變質，最好一次用完。另外，紅豆要煮爛，以防粗糙的紅豆顆粒磨傷肌膚。

## 香蕉排毒面膜

**用料**：香蕉1根，優酪乳1匙。

**用法**：香蕉去皮備用。將優酪乳和香蕉放入果汁機中，攪拌成糊狀即可。將其均勻塗抹在臉上。10分鐘後用溫水洗淨。

**功效**：清除面部多餘油脂，使臉部皮脂腺得以暢通，徹底清除毛細孔中的汙垢及毒素，防止痤瘡產生，讓肌膚細胞能更有效地吸收營養並鎖住水分。此面膜亦可製成體膜，塗抹在身體的痤瘡患處，同樣有美膚效果。

## 牛奶蘆薈蜂蜜面膜

**用料**：牛奶20CC，蘆薈汁數滴，蜂蜜1滴。

**用法**：將材料放入容器中和勻；將乾面膜紙置入容器中，充分浸濕；洗淨臉後，將面膜紙敷臉15～30分鐘後取下。

**功效**：祛痘美白。

### 小叮嚀

面膜使皮膚與外界空氣阻隔開，皮膚表面的溫度有所升高，也會使毛孔擴張，促進汗腺的分泌，這樣就有利於把毛孔裡沾染的外界灰塵、化學污染物質和微生物清除，同樣也有利於排除表皮細胞新陳代謝產生的廢物和累積得過多的油脂類物質。容易生暗瘡、長青春痘的年輕人常做面膜，不但可以有效地預防暗瘡的發生，也有助於暗瘡的治療。

# 紅糖排毒妙招

妙招 92

　　紅糖通常是指帶蜜的甘蔗成品糖，一般是甘蔗經榨汁，透過簡易處理，經濃縮而成。紅糖按結晶顆粒不同，分為赤砂糖、紅糖粉、碗糖等，因沒有經過高度精煉，它們幾乎保留了蔗汁中的全部成分，除了具備糖的功能外，還含有維生素和微量元素，如鐵、鋅、錳、鉻等，營養成分比白砂糖高很多。紅糖性溫，味甘，入脾，具有益氣補血、健脾暖胃、緩中止痛、活血化瘀的作用。紅糖煮荷包蛋，可以使雞蛋和紅糖的營養互補，讓老年人面色紅潤，有精神；用紅糖泡桂圓乾服用，對改善睡眠有著積極作用；紅糖泡人參，則有調理氣血，改善低血壓的作用；民間常將紅糖視作產婦的補品並與生薑一起煮茶作為驅寒之用。

## 紅糖排毒

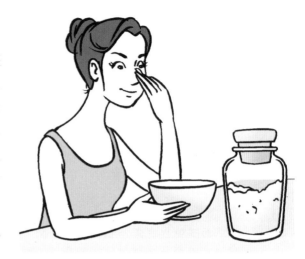

　　紅糖中含有的特殊成分「糖蜜」，具有很強的「解毒」功效，能將過量的黑色素從真皮層中導出，透過全身的淋巴組織排出體外，阻止黑色素的生成。

　　紅糖含有多種人體必需胺基酸，如賴氨酸等，還有蘋果酸、檸檬酸等，是合成人體蛋白質，支持新陳代謝，參與人體生命活動必不可少的基礎物質之一。另外，蔗漿汁、蔗莖中還含有豐富的維生素$B_1$、維生素$B_2$、維生素$B_6$及維生素C等，研究人員從蔗漿中提取的「糖蜜」實際上屬於一種多糖。研究證實，它對動物的腫瘤具有抑制作用並且具有強效的抗氧化功能。蔗漿中更含有多種抗氧化的天然物質，這些物質對於抗衰老具有明顯的作用。能使皮下細胞排毒後迅速生長，避免出現色素反彈。

　　也許你有過這樣的經歷，頑皮的小孩子被蜜蜂螫了，傷口處馬上又紅又腫，父母就會把一些紅糖溶化後塗在紅腫處，不一會兒症狀就會減輕。紅糖用於排毒，可以直接食用，或製成面膜，用來敷臉和按摩肌膚。

## 內服紅糖

　　對各年齡段的女性來說，紅糖都是一種很好的選擇。比起昂貴的名牌化妝品，紅糖價廉物美，是自然美白的首選。我國古代便有「女子不可百日無糖」的說法，《本草綱目》記載，紅糖性溫，有化瘀生津、散寒活血、暖胃健脾、緩解疼痛的功效。日本著名長壽縣紅糖產地沖繩縣的老人，就有每天喝一杯紅糖水的習慣，補充攝入逐漸減少的微量元素和維生素，以維持正常代謝功能，延緩衰老。

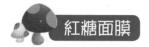 **紅糖面膜**

(1)**紅糖面膜**：把100克紅糖放在200CC的水裡面煮，把紅糖水煮成糖膠狀，冷卻後，將其均勻地、厚厚地塗在臉上，敷20分鐘之後，洗去即可。紅糖面膜的功效在於美白、祛斑，而且紅糖有消炎、鎮靜的功效，所以對曬後皮膚、暗瘡皮膚等，都有很好的治療功效，而且紅糖比較溫和，所以敏感肌膚也適用。如有過敏反應，應慎用。

(2)**祛斑面膜**：將300克紅糖放入鍋內，加入少量礦泉水，小火煮成黑糊狀。待涼後，用其塗擦臉部，5～10分鐘後用溫水洗淨。面膜不僅可使皮膚光滑美麗，還可促進皮膚的新陳代謝。

(3)**滋潤面膜**：將紅茶和紅糖各兩湯匙，加水煎，以麵粉打底調勻敷面，15分鐘以後用濕毛巾擦淨臉部。每日塗敷1次，1個月後容顏就會變得滋潤白皙。

(4)**增白面膜**：紅糖30克，鮮牛奶適量。將紅糖用熱水融化，加入鮮牛奶攪勻，將其塗於臉上，30分鐘以後用清水洗淨，每天1次，連續使用3個月左右可以減少皮膚中的黑色素。

**小叮嚀**

紅糖中所含有的葡萄糖、果糖等多種單糖和多糖類能量物質，可加速皮膚細胞的代謝，為細胞提供能量。紅糖中含有的葉酸、微量物質等可加速血液循環，增加血容量的成分，刺激機體的造血功能，擴充血容量，提高局部皮膚的營養、氧氣、水分供應。紅糖中含有的部分維生素和電解質成分，可透過調節組織間某些物質濃度的高低，平衡細胞內環境的水液代謝，排除細胞代謝產物，保持細胞內、外環境的清潔。紅糖中含有的多種維生素和抗氧化物質，能抵抗自由基，重建和保護細胞基礎結構，維護細胞的正常功能和新陳代謝。紅糖中含有的胺基酸、纖維素等物質，可以有效保護和恢復表皮、真皮的纖維結構和鎖水能力，強化皮膚組織結構和皮膚彈性，同時補充皮膚營養，促進細胞再生。紅糖中含有的某些天然酸類和色素調節物質，可有效調節各種色素代謝過程，平衡皮膚內色素分泌數量和色素分布情況，減少局部色素的異常堆積。

# 眼部排毒妙招

> 在生活中你也許有時會感到眼睛痠澀、痛脹，有時看東西會變得模糊不清，到醫院求診，醫生會告訴你，這是眼睛在抗議，如果持續過度使用眼睛，視力會下降，不舒適的症狀會越來越嚴重。整天與電腦打交道的人，大多數視力下降很明顯，視力下降的主要原因是用眼過度，造成血液循環緩慢，有毒廢物瘀塞所致。因此，眼睛也需要排毒。

 **眼睛排毒種種**

(1)**敷濕毛巾排毒**：將一塊毛巾浸入溫水中，擰乾後敷在臉上，閉上雙眼持續5分鐘。拿開毛巾，再取一塊在冷水中浸過的毛巾，擰乾並敷在同一部位。這樣可幫助排除體內所累積的有毒廢物，用這種簡單的排毒法，視力將逐漸改善。

(2)**水清洗排毒**：用兩只充滿水的淨眼杯，在每隻眼睛上敷幾分鐘，能消除眼瞼與眼睫毛中的粉狀毒素，也可以清洗眼睛的角膜，使眼睛清新，並最終提高視力。

(3)**常眨眼睛排毒**：每天特意眨眼300次，有助於清潔眼睛，排除毒物，並給眼睛小小的按摩。閉眼休息幾分鐘，哪怕是您打電話的時候，也可以緩解眼睛疲勞。

(4)**遠眺放鬆**：眼睛每小時應休息3～5分鐘，盡量遠眺放鬆。每2～3小時連續使用電腦後，讓眼睛適當放鬆，或用雙手輕輕按揉眼眶周圍，讓雙眼得到充分的調節和休息。同時，由於人在看近物的時候，眼睛是向內向下看的，所以在休息時，盡量讓眼睛向左上和右上方看。

(5)**潤眼防疲排毒**：將潤眼精華液滴入眼睛1分鐘後可消除眼球充血，使眼睛更明亮。

(6)**飲食護眼防毒**：眼睛，像身體其他器官一樣，易受環境影響，包括食物的影響。

維生素A能預防產生夜盲症，並用於抵抗污染物，以及對抗長時間看電視、長時間曝露於太陽光下、長期夜間開車及長時間的眼疲勞帶來的挑戰。富含維生素A的食物包括胡蘿蔔、花椰菜、萵苣葉、杏仁、馬鈴薯、番茄。

複合維生素B（包括維生素$B_1$、維生素$B_2$、維生素$B_5$等）能直接被人體吸收並直接被排出，所以每天都需要新的供應。這種維生素家族存在於全穀、堅果、種子、多葉的綠色蔬菜、釀酒用的酵母、小麥芽和雞蛋中。

維生素C能幫助保持微血管功能健康，維生素C可以滋養晶狀體。多見於柑橘類水果、草莓、番茄、甜瓜和多葉蔬菜中。

維生素D能將近視降到最低程度，防止進一步老化。平時可適量食用一些牛奶、魚、蛋黃、奶油、魚肝油以及多葉的綠色蔬菜等。

維生素E能增加靜脈和動脈運送氧氣到達視覺器官的能力，能阻止隨年老而產生的視力退化。維生素E存在於小麥芽、蔬菜、全麥穀物和麵包以及多葉的綠色蔬菜中。

## 眼部排毒按摩

眼部肌膚是最脆弱的皮膚之一，如果保養不好，很容易出現黑眼圈、眼袋之類的問題。秋季是眼部排毒的大好時機。要保持眼部肌膚的血液循環暢順，最有效快捷的方法就是配合按摩乳液，早晚進行簡易的眼部排毒按摩，透過指腹的溫熱感，將積聚的廢物帶走，減退浮腫，淡化黑眼圈，令雙眸回復明亮。正確的眼部排毒按摩步驟如下：

(1)先用無名指輕輕地在眼頭、眼底和眼尾部位按壓。

(2)閉眼，用拇指輕按眉心位置，有效消除眼部疲勞。

(3)用無名指以打圈方式輕按眼窩。

(4)最後在眉尾位置輕壓3秒，有助排水消腫。

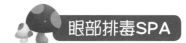 眼部排毒SPA

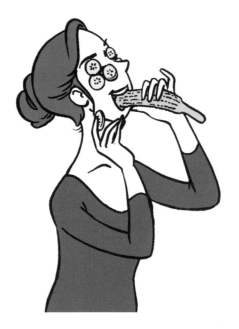

(1)舒眼SPA：主要用於消除眼部深層疲勞，排除毒素，提高眼部彈性。①中指在下眼瞼由內向外滑動約3～5次。中指每滑動到眼尾時稍向上提起並停頓2秒鐘（避免眼尾下垂）。②拇指以按壓穴位方式，由內向外按壓，每次停留3～5秒鐘。③食指、中指、無名指三指合併，透過指腹餘溫撫貼眼部約15秒鐘。④中指蘸取適量眼部滋養凝露，透過滑潤的質地，在下眼瞼由內向外方向滑動約3～5次，到眼尾時稍向上提起並停頓1秒，以避免眼角下垂。⑤上眼窩部分，同樣蘸取適量凝露於食指輕而平滑塗抹，再用大拇指以按壓穴位方式由內向外按壓，每次停留3～5秒鐘，目的在於刺激眼部穴點，幫助血液循環，改善黑眼圈困擾。⑥利用食指、中指、無名指三指指腹合併後，透過指部餘溫撫貼於眼部約5秒鐘，幫助血液循環，達到消除眼壓痠痛感困擾，徹底舒緩眼部疲勞，排除眼周沉積毒素。

(2)潤眼SPA：主要用於滋潤眼部，補充水分及養分。①中指蘸取適量凝露，在下眼瞼由內向外方向滑動勻開至全眼周。②利用調理化妝水沾濕化妝棉貼敷於兩眼上，休息約10分鐘，使眼部肌膚充分吸收養分，並借此鎖住水分，滋潤長期乾燥的眼部。③微濕化妝棉貼敷於兩眼上，休息約10分鐘。

(3)醒眼SPA：主要用於甦醒眼部，利用按摩眼罩按摩眼部。①蘸取適量眼部滋養凝露並輕抹於上下眼窩。②取一微濕化妝棉覆蓋於兩眼上。③戴上按摩眼罩，利用按摩眼罩的輕微波動使達到眼部按摩效果，加強肌膚的滋潤度（按摩眼罩也可單獨與眼部滋養凝露使用）。

**小叮嚀**

　　將新鮮的黃瓜片敷在眼睛四周10分鐘，能淡化黑眼圈。將木瓜和薄荷製成茶，將茶放涼後，敷在眼周，一日重複幾次，對減淡黑眼圈有極大幫助。或用冰水浸透小方巾，擰至八成乾置於眼皮上；或將眼膜置於冰箱中冷凍10分鐘，取出後敷於眼周，均能增強褪黑效果。

# 減肥排毒妙招

妙招
94

　　減肥屬於以減少人體過度的脂肪、體重為目的的行為方式。主要指標為BMI，方法有多種，其中飲食是核心方式，運動是輔助，藥物是強制方式，但是藥物方式多有副作用。營養方式已經受到重視，納入輔助治療範圍。

## 排毒減肥操

　　(1)兩腳分開與肩同寬，兩手在身體兩側各握一個水瓶，掌心向後。下蹲的同時向上舉起水瓶，下蹲到大腿與地面平行堅持1秒。下蹲後向上提起重心，雙腿蹬地，兩手從頭頂放下，恢復放在身體兩側的位置，向上跳起。以上動作連續做15次。

　　(2)兩腳分開站立，左腿向前邁一大步，兩膝彎曲，左膝向前，右膝指向地面，兩臂伸直指向左腿外側地面，然後還原，換右側做相同動作。左右各完成一遍上述動作後，左腿向側面邁出一大步，左膝彎曲，右膝打直，左腳腳跟平放在地上，兩手伸直，指尖指向左腿外側地面，換方向做同樣的動作。以上動作連續做10次。

　　(3)兩腳併攏站立，左手握一個水瓶，右手叉腰，向後提起左腿，向前俯身，左手水瓶自然向下垂落，保持好平衡。保持第一步動作的姿勢，

左手肘部向上提拉，將水瓶提至體側，並提拉15次，慢慢放下左腿，恢復站立姿勢。提起右腿，重複整個動作。

(4)兩手緊握水瓶，兩腳併攏站好，兩膝稍微彎曲，重心下移，並馬上再提起重心並提起右膝，讓大腿平行於地面，兩肘彎曲把水瓶舉至胸前。放下右腿和兩臂，再次下移重心，馬上提起重心和右膝，仍舊保持大腿和地面的平行，兩手握緊水瓶上舉至頭頂。然後復原，交換左右腿，每側各做10次。

(5)俯臥在地面，兩手肘部和兩腳腳尖支撐身體，兩臂彎曲，保持身體在一條直線上，提起腰部保持10秒鐘，然後放鬆，再次提起腰部。俯臥，兩膝和手掌支撐身體，兩臂伸直，慢慢彎曲肘部，中心向下，注意保持身體的直線。重複動作15次。

(6)兩手在身體兩側緊握水瓶，兩腳分開站立，兩膝彎曲，重心下降，兩腳平均地做左右邁步的動作。保持一定的速度，共做2分鐘。

## 減肥排毒茶

(1)取柏子仁15克，蜂蜜適量。將柏子仁打碎，煎煮取汁，調入蜂蜜攪勻。代茶飲，每日1劑。

(2)取蔥末和茶葉末各適量。將蔥搗爛取汁，與茶葉末調勻。開水沖服，每日1次。

(3)取桃仁9粒，鬱李仁6克，當歸片5克，小茴香1克，藏紅花1.5克。將以上5味洗淨後入鍋，加水適量煎煮30分鐘，去渣取汁即成，

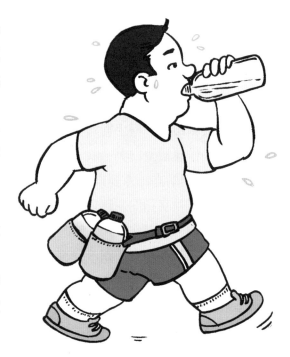

上下午分飲。

(4)取番瀉葉3克，決明子30克。將以上兩味放入有蓋杯中，用沸水沖泡。代茶，頻飲，一般沖泡2次。

(5)取鮮橄欖3個，綠茶適量。鮮橄欖洗淨，用刀割紋，加水200CC，煎5分鐘。茶杯中加入綠茶，用橄欖汁泡5分鐘。慢慢飲用。

(6)取核桃仁、白糖各30克。將核桃仁搗碎即可。用糖開水沖服，每日3次。

(7)取黃豆皮120克。將黃豆皮放入砂鍋中，加水煎取汁液。代茶頻飲。

(8)取菊花、槐花、綠茶各3克。菊花、槐花洗淨。瀝乾水，與茶葉同放入杯中，用開水沏泡片刻。代茶頻飲。

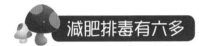

## 減肥排毒有六多

(1)**多喝水**：肝、腎是人體的解毒器官，多喝水就能促進肝腎的代謝。早上起床後，馬上先喝杯加了檸檬或蜂蜜的溫水，幫助肝腎解毒，每天至少喝足2,000CC水。

(2)**多流汗**：泡澡，就是利用熱氣讓毛孔、肌膚大量排汗，絕對是很好的排毒法。若想效果更顯著，加浴鹽到水裡，就能加強清除有害物，排除廢物。另外，每週固定運動，也能加速淋巴循環，有助排毒。

(3)**多清潔**：保持毛孔暢通，就可以幫助皮膚呼吸，順利排毒。肌膚的排毒保養，最重視清潔。

(4)**多抗氧**：日常保養盡量選擇含抗氧化成分的保養品（比如：維生素C或葡萄籽等）或多攝取蔬果類，都能積極阻隔自由基的傷害，提高肌膚的免疫力，減少毒素的累積。

(5)**多清腸**：毒素長期累積體內，容易讓人有口臭或便祕的困擾，所以我們要多吃綠葉蔬菜和水果等高纖維食品，以及豆類、糙米、全麥麵包等粗食來促進腸胃蠕動。

(6)**多呼吸**：深呼吸可以把養分運至體內，排出不必要的廢物，建議每天最少做5分鐘深呼吸，或趁睡前深呼吸，又能助眠。

# 養生排毒妙招

妙招
**95**

> 養生排毒一直被認為是健體強身的有效方法。洗腸、斷食作為排毒形式都曾經風行一時。但是，洗腸的方法偶爾為之尚可，長時間反覆刺激則會使腸管麻痺，最終導致一些人為因素疾病。斷食排毒法也要因人因時而異。超負荷工作時或者身體虛弱者，到該吃飯的時候不吃，身體會出現乏力、眩暈、低血糖症狀，對健康也無益。只有在日常生活中注意養生排毒，才是健康的根本保證。

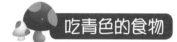

### 吃青色的食物

按中醫五行理論，青色的食物可以通達肝氣，產生很好的疏肝、解鬱、緩解情緒作用，屬於幫助肝臟排毒的食物。青色的橘子或檸檬，連皮做成青橘果汁或是青檸檬水，直接飲用即可。

### 汗蒸排毒

汗腺具有排泄功能，透過出汗將體內毒素排出。長期不排汗，體內的毒素無法順利排出，人就極容易出現便祕、暗瘡、面黃、色斑、身體臃腫、皮膚鬆弛等問題。蒸氣房裡的溫度穩定在40℃以上，是人體很容易適應的溫度，在蒸氣房內停留半小時至1小時，緩慢的濕熱，讓身體一點點發汗，達到深層排毒作用。汗蒸以後一定要喝點熱水，為身體補充水分，最好是一邊出汗一邊飲水，以喝水不脹為好。因為身體出汗後，需要補充一些鹽分，可以嘗試喝些淡鹽水。

### 嘴唇紫暗要排毒

嘴唇紫暗是血液運行有障礙的標誌。影響血液運行的因素與飲食習慣、情緒狀態、臟腑功能都有著密切的關係。此時的排毒以促進血液循環

為主，平時可以多吃一些具有活血作用的食物或藥膳。中醫認為，血的運行與氣的運動密切相關，「氣行則血行，氣滯則血瘀」，所以在活血的同時配合補氣、理氣的食物或藥膳，氣足，氣機通暢就能促進血液運行。另外，體質的偏熱與偏寒也能影響血液循環，血受熱煎熬而黏滯，血受寒凝滯而不行。因此在活血的同時還應考慮人的體質，選用寒涼或溫熱的食物調整人體的寒熱偏差。

## 面部污垢要排毒

面部污垢就是指面色發黑、發油，上面好像蒙了一層髒東西似的。這種現象是體內有濕、熱的信號，往往與睡眠不足、飲食過於油膩、消化道不通暢密切相關。所以一旦出現面部污垢就應立即排毒，減少毒素對人體的影響。其排毒要點是：首先，要尋找致病的原因，調整不良的生活和飲食習慣；其

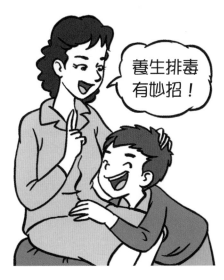

養生排毒有妙招！

次，根據自己的體質狀況，選擇清熱或化濕的食物和藥膳，祛熱除濕；再次，多吃蔬菜、水果，保持消化道通暢，排除體內的毒素，毒素去除了，面色就會紅潤光澤起來。

**小叮嚀**

　　青春痘的排毒以清熱涼血、調和脾胃為主。排毒要點如下：①少食含脂肪高的食物，避免飲酒和辛辣等刺激性食物，多吃瓜果蔬菜，保持消化道通暢，防止便祕。②服用具有清熱、調理脾胃作用的食物和藥膳，消除熱毒，改變體質狀況，防止青春痘的發生發展。③宜經常用熱水、硫磺皂清洗患部，以減少皮膚油膩，避免使用碘、溴及糖皮質激素類藥物。

# 解毒有妙招

## 食物中毒的解毒與預防

妙招 **96**

食物中毒事件時有發生，尤其在夏、秋季節最容易發生，嚴重危害了身體健康。現介紹以下常見的食物中毒及其預防及解毒方法。

 **馬鈴薯中毒與預防**

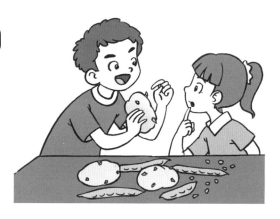

馬鈴薯含有龍葵素，其具有腐蝕性和溶血雙重作用。據研究資料顯示，每100克馬鈴薯中含有龍葵素6～11毫克，食用不變質的馬鈴薯一般不會引起中毒。但在馬鈴薯貯存過程中，如日曬過久或在溫度過高環境中放置，可使馬鈴薯表皮變為紫色或者發芽，此時的馬鈴薯每100克中的龍葵素含量可增至500毫克以上，大量食用便會引起急性中毒。

**中毒表現：**輕者出現口腔、咽部有刺激感或燒灼感；稍重者可出現噁心、嘔吐、腹痛、腹瀉等胃腸道症狀，一般1～2天會自癒；嚴重者除上呼吸道刺激症狀和胃腸道症狀之外，還可發生發熱、昏迷、肢體抽搐、呼吸困難，最後導致呼吸中樞麻痹或心衰而死亡。

**防治方法：**貯存馬鈴薯應避免陽光照射，放在陰涼通風處。忌食發芽過多（發芽較少者可挖去發芽的部分）或表皮發青發紫的馬鈴薯。輕度中毒者可飲用冷開水加少量食醋，濃度為1％～2％，因為醋可加速龍葵素的破壞，產生解毒作用。嚴重中毒者應速到醫院急救。

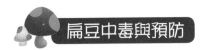 **扁豆中毒與預防**

　　扁豆中含有毒成分凝集素和溶血素較多，大量食用扁豆或涼拌扁豆，或扁豆加熱時間不夠時容易發生扁豆中毒。

　　**中毒表現**：輕者有噁心、嘔吐、腹痛、腹瀉；稍重者還可同時會有頭暈、頭痛和輕度黃疸；嚴重中毒者甚至會發生昏迷和死亡。

　　**防治方法**：扁豆中的兩種毒素耐熱。急火爆炒時因加熱時間短而溫度不夠，食用容易發生中毒，涼拌扁豆更易中毒。為了防止扁豆中毒，應將扁豆長時間煮或燜透，充分加熱，扁豆毒素可完全破壞，食用便不會中毒。輕度中毒者可飲用淡糖溫開水300～500CC，分數次服下，便可解毒。嚴重者應速送醫院急救。

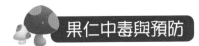 **果仁中毒與預防**

　　秋冬季節，有人，尤其是兒童吃水果時會把果仁也吃掉，如桃仁、苦杏仁、梅仁、櫻桃仁、鬱李仁等。這些果仁中均含有不同程度的氰苷，生吃後，氰苷會被唾液水解，然後釋放出一種劇毒的叫作氫氰酸的物質。氫氰酸能和細胞內的含鐵呼吸酶結合，使細胞無法利用氧氣，進而造成呼吸困難或嚴重缺氧，甚至引起死亡。

　　**中毒表現**：輕度中毒者出現頭暈、頭痛、噁心、神疲乏力等症狀，一般經過4～6小時可逐漸好轉；中度中毒者可見腹痛、腹瀉、噁心、嘔吐或神志不清、嗜睡等症狀；嚴重中毒者可因呼吸中樞麻痺而死亡。

　　**防治方法**：不吃桃仁、苦杏仁等果仁。市場上出售的杏仁等零食，因為已經過特殊加工製作而無毒，可以放心食用。家庭食用果仁時應先浸泡，去外皮，再用清水浸泡2天，完全去除異味（這樣果仁中氰苷含量已明顯減少），再徹底炒熟或煮熟才能食用，但也不可一次過量食用，否則仍有輕度中毒的可能。若發生輕度中毒，可頻頻飲用淡茶水進行解毒和促使毒素排泄。

# 蔬菜農藥中毒的解毒與預防

妙招
**97**

每年5～10月份，高溫乾旱，病蟲害發生嚴重，蔬菜上用農藥次數增多，個別菜農濫用、亂用農藥，致使蔬菜污染積滯農藥，容易發生農藥中毒事故，特別是團體餐廳，用菜量大且清洗不徹底，極容易導致食菜農藥中毒事故的發生。

## 安心菜常識

(1)蔬菜生產基地應遠離污染源，嚴禁向蔬菜地排放有毒有害污染物。

(2)蔬菜生產中要大力推廣應用生物農藥和高效低毒、低殘留農藥。嚴禁在蔬菜上使用劇毒、高毒高殘留農藥。大力推廣無公害蔬菜栽培綜合配套技術。

(3)蔬菜的採收上市要嚴格執行農藥使用安全間隔期。

(4)加強對流通過程中蔬菜殘留農藥的檢測，嚴禁受污染的有毒蔬菜流入市場。

(5)各種蔬菜，特別是葉類蔬菜食用前應漂洗乾淨。

## 個人防護

(1)菜的來源要問清，盡量購買當地蔬菜生產地上的蔬菜。

(2)在一般超市、量販生鮮超市、傳統市場固定攤位上買菜，盡量不

在路邊臨時小販處買菜。

(3)蔬菜購買量大，最好請批發菜商或量販生鮮超市檢測一下，也可自己進行檢測。

(4)購買蔬菜時應選品質好的，不可貪便宜購買品質差的。

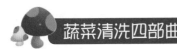
## 蔬菜清洗四部曲

四部曲：一洗、二浸、三燙、四炒。經研究證實，此法對不同種類蔬菜的農藥清除率達65％～85％，可減少絕大部分蔬菜中毒事故的發生，也是比較簡便有效的方法。

## 清除蔬菜農藥毒素簡易方法

(1)**浸泡水洗法**：先用自來水沖掉蔬菜表面污物，再用清水浸泡。浸泡時間不少於10分鐘。

(2)**鹼水浸泡法**：有機磷殺蟲劑在鹼性環境中分解較迅速。方法是先沖洗蔬菜表面污物，再用鹼水（一般500CC水中加鹼5～10克）浸泡5～15分鐘，然後用清水沖洗3～5遍。

(3)**儲存法**：農藥可隨時間推移而緩慢分解，此法適用於易於保存的蔬菜水果。

(4)**加熱法**：隨著溫度的升高，氨基甲酸酯殺蟲劑分解加快，所以對一些其他方法難以處理的蔬菜可透過加熱法來去除部分農藥。

(5)**去皮法**：能剝皮或削皮的果蔬應去皮後再食用。

(6)**綜合處理法**：將以上幾種方法同時運用，效果更好。

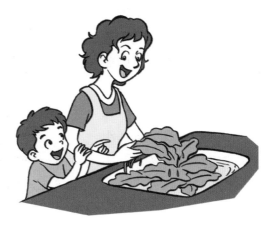

# 野菜中毒的原因與防治

**妙招 98**

野菜是指自然生長未經人工栽培的蔬菜，現今野菜的營養價值逐漸為人所發掘，野菜也登上了大雅之堂。

## 野菜中毒表現

(1)**生物鹼類**：中毒症狀為口渴、大喊大叫、興奮和瞳孔散大。

(2)**嗎啡類**：中毒症狀為嘔吐、頭痛、瞳孔縮小、昏睡、呼吸困難，甚至死亡。

(3)**烏頭鹼類**：中毒症狀為噁心、口舌發麻、乏力、面色蒼白、呼吸困難、脈搏不規則，甚至猝死。

(4)**氰苷類**：中毒症狀為頭暈目眩、走路不穩、四肢麻木、瞳孔散大、流涎、鼻黏膜充血、肌肉痙攣，甚至死亡。

(5)**強心苷類**：中毒症狀為上吐下瀉、劇烈腹痛、皮膚冰冷、多汗、心律不整、瞳孔散大、昏迷或突然死亡。

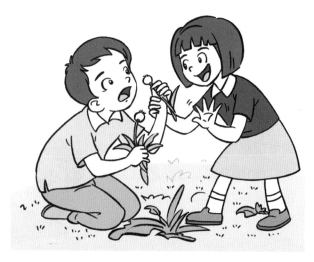

(6)**毒蛋白**：中毒症狀為噁心、嘔吐、腹痛、腹瀉、呼吸困難、口唇紫紺、循環衰竭、尿少，甚至猝死。

(7)**重金屬類**：如鎘中毒可見脫髮、全身關節痛、神經痛等中毒症狀。

(8)**亞硝酸鹽類**：中毒症狀有噁心、嘔吐、腹痛、紫紺等。

## 安全食用野菜的方法

(1)無害無毒的野菜可以適量吃。如薺菜、蒲公英、馬齒莧、馬蘭頭、枸杞頭等。

(2)有微毒的野菜應少吃或不吃。有明顯澀味的野菜多含單寧；有明顯苦味的野菜，如苦菜、刺兒菜，多含有生物鹼、配糖體，應不吃或浸泡、煮熟後食用。

(3)不吃人們很少食用的野菜。

(4)不吃可疑污染地的野菜。在工廠、垃圾場、鐵路邊、公路旁、污染水源旁的野菜，重金屬和病原微生物的含量肯定較高，應避免採集食用。

## 解毒方法

偶然一次食用了有毒野菜，只要一次食用量較少，人體自身有解毒功能，也可以自行用催吐法或多飲開水、多排尿等方法排毒。用綠豆20克，生甘草5克，加水濃煎取汁，代茶飲服，也有解毒作用。若食用量大，出現噁心、嘔吐、腹痛、腹瀉者應儘早去醫院催吐、導瀉和洗胃，進行搶救。

**小叮嚀**

野菜有較強的適應環境能力，為了適應比較惡劣的缺水、缺肥等生存環境，野菜在長期的生長繁衍環境中，產生了某些毒性物質，以抵禦外來侵害。某些野菜對某些毒素有很強的富聚力，食用後會對人體帶來危害，甚至危及生命。

妙招
99

# 酒精中毒的解毒方法

> 逢年過節，闔家團聚或走訪親友，免不了喝酒助興。如果飲酒不限量則會造成慢性或急性酒精中毒。

## 慢性酒精中毒的表現及後遺症

(1)飲酒後懶於工作，酒後怠工。飲酒後工作能力明顯下降，甚至發生工作失誤。

(2)因飲酒不關心家中事情，常在家庭中引起風波。

(3)飲酒之後，深感後悔。次日又想喝酒。在外面雖然一個人也飲酒。

(4)為了消除恐懼、迴避不安而飲酒。

(5)一飲酒就沒有上進心。飲酒後失去記憶力。

(6)因飲酒而使經濟陷於危機，招致朋友的輕視。

(7)飲酒後需要請醫生看病，甚至住院治療。

## 急性酒精中毒的表現

醉酒實際上是急性酒精中毒。整個過程可分為興奮期、共濟失調期、昏睡期。如果每100CC血液中，酒精濃度超過600毫克，可能導致死亡。

## 家庭解酒毒方法

(1)白蘿蔔搗爛取汁加白糖少許，飲用1杯。

(2)白菜心洗淨後切成細絲，加少許香醋、白糖涼拌食用。

(3)生梨、蘋果、香蕉、荸薺、柑橘等水果均有解酒毒作用。

(4)少量多次內服食醋，或用食醋20CC，紅糖15克，生薑汁5克，沖水內服。

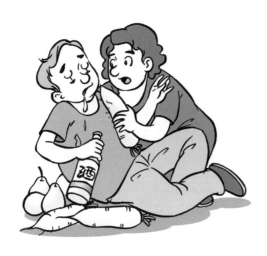

(5)吃米湯或米稀粥1小碗。

（6）綠豆50克，生甘草10克，入鍋濃煎後內服。

（7）新鮮芹菜500克，搗爛取汁內服。

(8)鮮甘蔗汁1小杯內服。

(9)吃1～2個生番茄。

(10)葛花10克或葛根20克，

以上方法適用於輕度、中度酒精中毒。嚴重中毒者應速送醫院急診。

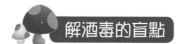 解酒毒的盲點

濃茶解酒是個盲點。因人們飲酒後，乙醇經過胃腸道進入血液，在肝臟內先轉化為乙醛，再轉化為乙酸，然後分解成二氧化碳和水經腎排出體外。而酒後飲濃茶，茶中的茶鹼等可迅速發揮利尿作用，從而促進尚未分解成乙酸的乙醛過早地進入腎臟，使腎臟受損。

小叮嚀

飲酒過量可產生意外，尤其是喝白酒的時候，患有心腦血管病、肝炎、胃腸道潰瘍等疾病的患者切勿貪杯。防止酒精中毒的最好方法是不可貪杯。大量飲酒後不能洗熱水澡，更不能去蒸桑拿，否則容易誘發心腦血管病，發生猝死。

# 瓦斯中毒的解救

> 瓦斯中毒通常指的是一氧化碳中毒。一氧化碳無色無味，比空氣輕，易於燃燒，燃燒時為藍色火焰。空氣中一氧化碳含量如果達到0.04％～0.06％時，就可使人中毒，與空氣混合達12.5％時，還可能產生爆炸。

 **瓦斯中毒的原因**

除了生產性瓦斯中毒外，生活性瓦斯中毒多發於冬季。主要原因有：

(1)在密閉居室中使用煤爐取暖，由於通風不良，供氧不充分，可產生大量一氧化碳積蓄在室內。①門窗緊閉，又無通風措施，未安裝或不正確安裝風扇。②疏忽大意，致使瓦斯大量溢出。③排氣孔安裝不正確，孔口正對風口，使瓦斯倒流。④氣候條件不好，如遇颱風、下雪、陰天、氣壓低，瓦斯難以流通排出。

(2)天然氣瓦斯，其一氧化碳為25％～30％。如果管道漏氣、開關不緊，或燒煮中火焰忽然熄滅後，瓦斯大量溢出，可造成中毒。

(3)使用熱水器，通風不良，洗浴時間過長。

(4)冬季在車庫內發動汽車或開動車內空調後在車內睡眠，都可能引起瓦斯中毒。

一氧化碳無色無味，常在意外情況下，特別是在人們睡眠中不知不覺侵入呼吸道，透過肺泡的氣體交換，進入血流，並散布全身，造成中毒。瓦斯中毒的機制主要為在體內形成大量碳氧血紅蛋白，並與體內若干含鐵蛋白質（肌球蛋白、細胞色素等）可逆性結合，使組織、細胞內氧的遞送、釋放和利用均產生障礙，造成組織細胞內缺氧窒息。一氧化碳與血紅蛋白的結合力比氧與血紅蛋白的結合力大300倍。一氧化碳中毒後人體血液不能及時供給全身組織器官充分的氧氣，這時，血中含氧量明顯下降。大腦是最需要氧氣的器官之一，一旦斷絕氧氣供應，由於體內的氧氣只夠消耗10分鐘，很快造成人的昏迷並危及生命。

## 瓦斯中毒的表現

輕度瓦斯中毒者有頭暈、劇烈頭痛、乏力、眩暈、耳鳴、噁心、嘔吐、心悸、顳部搏動感等症狀，可有輕度至中度意識障礙，但無昏迷；血中碳氧血紅蛋白可高於10%（正常小於1%）。脫離中毒現場，經吸氧或新鮮空氣，症狀可明顯改善或消失。

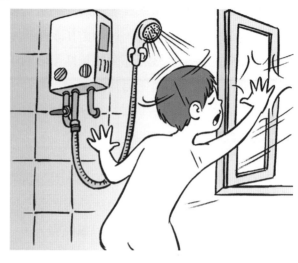

中度中毒除上述症狀加重外，患者尚可出現多汗、煩躁、走路不穩、皮膚蒼白、意識模糊、老是感覺睡不醒、困倦乏力等症狀，如能及時發現，採取有效措施，基本可以治癒，一般昏迷時間不長，數小時後可清醒，繼續治療數日，多可恢復，且無明顯併發症及後遺症。

嚴重中毒患者迅速昏迷，肌張力升高，牙關緊閉或有陣發強直性收縮，瞳孔常縮小，對光反應或角膜反射減弱或消失，腹壁及提睪反射消失，可引出病埋反射，並可出現大小便失禁，常併發腦水腫、休克、嚴重心肌損害、肺水腫、呼吸衰竭、上消化道出血或腦局灶性損害等併發症；血中碳氧血紅蛋白常大於50%。經搶救治療仍持續昏迷不醒者，表示病情嚴重，可出現連續去大腦強直發作，面色蒼白、四肢厥冷、發紺、高熱、血壓下降及陳氏呼吸等危重病象。若中毒者吸入一氧化碳濃度過高，迅速昏迷抽搐後，即有呼吸抑制與麻痺，此即所謂「閃電樣中毒」，如未及時救治，即很快死亡。

重症中毒者常有水、電解質失衡，部分患者尚可能有單神經炎，皮膚出現燙傷或丹毒樣病損（自主神經營養障礙所致）、肺炎、心律失常、心肌損害及氮質血症等。長期昏迷肢體受壓者，可併發骨筋膜室綜合症和肌紅蛋白尿，並可由此引起急性腎小管壞死致急性腎衰竭。

部分患者經積極治療意識恢復後，經2～60天假癒期，突然又出現意識精神障礙、錐體外系或錐體系為主的腦病變，稱為瓦斯中毒遲發腦病，發生率為2％～44％，以中、重度中毒者多見，中老年居多。其機制尚未闡明，一般認為與大腦深部間質包括半卵圓中心腦室周圍大片脫髓鞘變及腦局部缺血、軟化、壞死相關。

## 現場急救原則

(1)應儘快讓病人離開中毒環境，並立即打開門窗，流通空氣。

(2)患者應安靜休息，避免活動後加重心、肺負擔及增加氧的消耗量。

(3)有自主呼吸者，充分給以氧氣吸入。

(4)神志不清的中毒病人必須儘快抬出中毒環境，在最短的時間內，檢查病人呼吸、脈搏、血壓情況，根據這些情況進行緊急處理。

(5)呼吸心跳停止，立即進行人工呼吸和心臟按摩。

(6)呼叫119急救，請急救醫生到現場救治病人。

(7)病情穩定後，將病人護送到醫院進一步檢查治療。

(8)爭取儘早進行高壓氧艙治療，減少後遺症。即使是輕度、中度，也應進行高壓氧艙治療。

## 預防居室一氧化碳的污染

(1)日常生活中注意保持居室通風透氣，廚房應裝置排煙機。

(2)浴室中禁止使用直排式熱水器，並保持通風換氣良好。

(3)不吸菸和避免吸二手菸。

(4)如果在空氣品質較差、通風條件不好的廚房裡感覺不舒服，應儘快離開並尋找可呼吸新鮮空氣的地方。

一旦發現中毒者有呼吸困難症狀，應立即送往醫院搶救。在中毒場所，應彎腰行動，因一氧化碳質量較輕，天花板上方濃度較高，離地面處濃度較低。

**小叮嚀**

　　決定瓦斯中毒輕重程度的因素：①一氧化碳在空氣中的含量和接觸時間。②患者所處的狀態。③嬰幼兒在同樣環境條件下較成人易於中毒。④個人身體狀況：原有慢性病如貧血、心臟病，可較其他人中毒程度嚴重。

〔註〕：因圖片甚多，未能一一校對，書內圖片如有雷同，請聯繫編輯部，本社將給予稿酬致謝。

# 健康養生小百科好書推薦

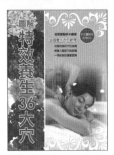

圖解特效養生36大穴
NT：300（附DVD）

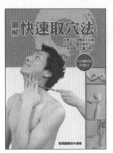

圖解快速取穴法
NT：300（附DVD）

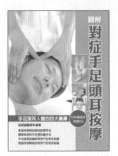

圖解對症手足頭耳按摩
NT：300（附DVD）

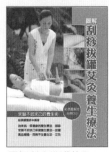

圖解刮痧拔罐艾灸
養生療法
NT：300（附DVD）

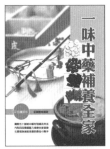

一味中藥補養全家
NT：280

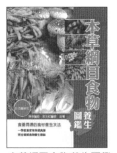

本草綱目食物養生圖鑑
NT：300

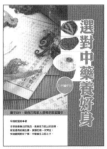

選對中藥養好身
NT：300

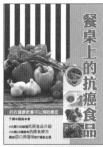

餐桌上的抗癌食品
NT：280

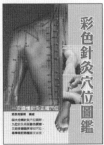

彩色針灸穴位圖鑑
NT：280

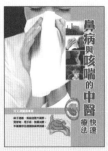

鼻病與咳喘的中醫
快速療法
NT：300

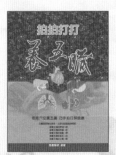

拍拍打打養五臟
NT：300

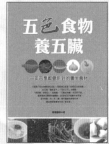

五色食物養五臟
NT：280

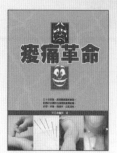

疼痛革命

NT：300

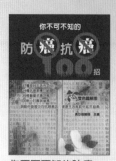

你不可不知的防癌
抗癌100招

NT：300

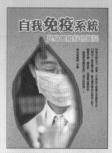

自我免疫系統是身體
最好的醫院

NT：270

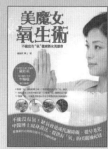

美魔女氧生術

NT：280

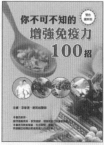

你不可不知的增強
免疫力100招

NT：280

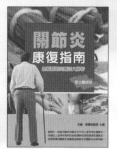

節炎康復指南

NT：270

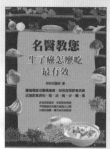

名醫教您：
生了癌怎麼吃最有效

NT：260

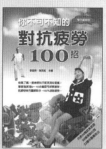

你不可不知的對抗疲勞
100招

NT：280

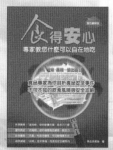

食得安心：專家教您什
麼可以自在地吃

NT：260

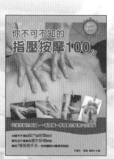

你不可不知的指壓
按摩100招

NT：280

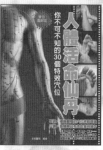

人體活命仙丹：你不可
不知的30個特效穴位

NT：280

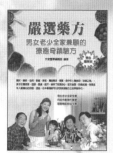

嚴選藥方：男女老少全
家兼顧的療癒奇蹟驗方

NT：280

# 心理勵志小百科好書推薦

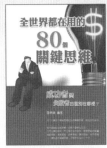

全世界都在用的80個
關鍵思維NT：280

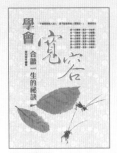

學會寬容
NT：280

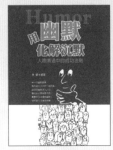

用幽默化解沉默
NT：280

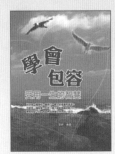

學會包容
NT：280

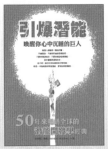

引爆潛能
NT：280

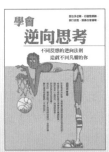

學會逆向思考
NT：280

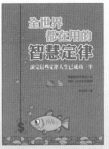

全世界都在用的智慧
定律 NT：300

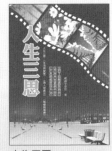

人生三思
NT：270

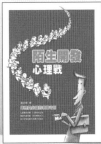

陌生開發心理戰
NT：270

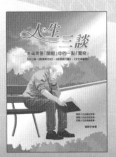

人生三談
NT：270

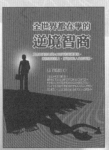

全世界都在學的逆境
智商NT：280

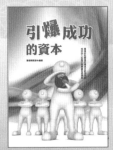

引爆成功的資本
NT：280

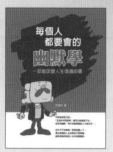

每個人都要會的幽默學
NT：280

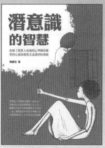

潛意識的智慧
NT：270

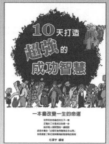

10天打造超強的
成功智慧
NT：280

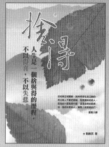

捨得：人生是一個捨與
得的歷程，不以得喜，
不以失悲
NT：250

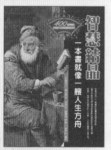

智慧結晶：一本書就像
一艘人生方舟
NT：260

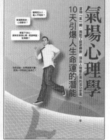

氣場心理學：10天引爆
人生命運的潛能
NT：260

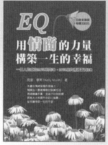

EQ：用情商的力量構築
一生的幸福
NT：230

華志文化嚴選　必屬佳作

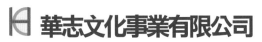

# 華志文化事業有限公司
## HUACHIH CULTURE CO., LTD

11664 台北市文山區興隆路 4 段 96 巷 3 弄 6 號 4 樓

E-mail：huachihbook@yahoo.com.tw　電話：(886-2)22341779

## 【紙本圖書目錄】

| 書號 | 書名 | 定價 | 書號 | 書名 | 定價 |
|---|---|---|---|---|---|
| | | 健康養生小百科 18K | | | |
| A001 | 圖解特效養生 36 大穴（彩色 DVD） | 300 元 | A002 | 圖解快速取穴法（彩色 DVD） | 300 元 |
| A003 | 圖解對症手足頭耳按摩（彩色 DVD） | 300 元 | A004 | 圖解刮痧拔罐艾灸養生療法(彩色 DVD） | 300 元 |
| A005 | 一味中藥補養全家（彩色） | 280 元 | A006 | 本草綱目食物養生圖鑑（彩色） | 300 元 |
| A007 | 選對中藥養好身（彩色） | 300 元 | A008 | 餐桌上的抗癌食品（雙色） | 280 元 |
| A009 | 彩色針灸穴位圖鑑（彩色） | 280 元 | A010 | 鼻病與咳喘的中醫快速療法 | 300 元 |
| A011 | 拍拍打打養五臟（雙色） | 300 元 | A012 | 五色食物養五臟（雙色） | 280 元 |
| A013 | 痠痛革命 | 300 元 | A014 | 你不可不知的防癌抗癌 100 招(雙色) | 300 元 |
| A015 | 自我免疫系統是最好的醫院 | 270 元 | A016 | 美魔女氧生術（彩色） | 280 元 |
| A017 | 你不可不知的增強免疫力 100 招(雙色) | 280 元 | A018 | 關節炎康復指南(雙色) | 270 元 |
| A019 | 名醫師教您：生了癌怎麼吃最有效 | 260 元 | A020 | 你不可不知的對抗疲勞 100 招(雙色) | 280 元 |
| A021 | 食得安心，醫學專家教您什麼可以自在的吃（雙色） | 260 元 | A022 | 你不可不知的指壓按摩 100 招(雙色) | 280 元 |
| A023 | 人體活命仙丹：你不可不知的 30 個特效穴位（雙色） | 280 元 | A024 | 嚴選藥方：男女老少全家兼顧的療癒奇蹟驗方（雙色） | 280 元 |
| A025 | 糖尿病自癒：簡單易懂的 Q&A 完全問答 240 | 260 元 | A026 | 養肝護肝嚴選治療：中醫圖解，快速養護臟腑之源 | 280 元 |
| A027 | 微妙的力量：大自然生命療癒法則 | 260 元 | A028 | 養腎補腎嚴選治療：中醫圖解，快速顧好生命之源 | 280 元 |
| A029 | 養脾護胃嚴選治療：中醫圖解，快速養護氣血之源 | 280 元 | A030 | 胃腸病及痔瘡的治療捷徑 | 280 元 |
| A031 | 排毒養顏奇蹟：吃對喝對就能快 | 199 元 | A032 | 很小很小的小偏方：常見病一掃 | 260 元 |

| | 速梳理身上的毒素 | | | 而光 | |
|---|---|---|---|---|---|
| A033 | 怎樣吃最長壽：延緩衰老，先要吃對，再要吃好 | 260 元 | A034 | 你不可不知的排毒解毒 100 招 | 260 元 |
| | | | | | |

| 醫學健康 25K | | | | | |
|---|---|---|---|---|---|
| C201 | 骨質疏鬆症簡單療癒完全問答 140 | 220 元 | C201 | 應對失眠的簡單療癒疑問巧答 100 | 220 元 |

| 全方位心理叢書 25K | | | | | |
|---|---|---|---|---|---|
| C301 | 吸引力法則：一個埋藏千年從上帝到不知來源的能量 | 199 元 | C302 | 心理定律：引爆人類智慧光芒的 198 個人性法則 | 199 元 |
| C303 | 兩性心理學 72 變：幸福不會來敲門，愛你的人總在心靈深處 | 260 元 | C304 | 腦內革命：驚人的潛意識力量 | 199 元 |
| C305 | 自然心藥：幸福人生的心靈處方 | 240 元 | C306 | 給予一種真愛：兩個孤獨，一對寂寞 | 260 元 |
| C307 | 24 堂生命改造計劃，活出奇蹟人生 | 199 元 | C308 | 情緒操控術：即使有一萬個苦悶理由，也要有一顆快樂的心 | 189 元 |

| 心理勵志小百科 18K | | | | | |
|---|---|---|---|---|---|
| B001 | 全世界都在用的 80 個關鍵思維 | 280 元 | B002 | 學會寬容 | 280 元 |
| B003 | 用幽默化解沉默 | 280 元 | B004 | 學會包容 | 280 元 |
| B005 | 引爆潛能 | 280 元 | B006 | 學會逆向思考 | 280 元 |
| B007 | 全世界都在用的智慧定律 | 300 元 | B008 | 人生三思 | 270 元 |
| B009 | 陌生開發心理戰 | 270 元 | B010 | 人生三談 | 270 元 |
| B011 | 全世界都在學的逆境智商 | 280 元 | B012 | 引爆成功的資本 | 280 元 |
| B013 | 每個人都要會的幽默學 | 280 元 | B014 | 潛意識的智慧 | 270 元 |
| B015 | 10 大打造超強的成功智慧 | 280 元 | B016 | 捨得：人生是一個捨與得的歷程，不以得喜，不以失悲 | 250 元 |
| B017 | 智慧結晶：一本好書就像一艘人生方舟 | 260 元 | B018 | 氣場心理學：10 天引爆人生命運的潛能 | 260 元 |
| B019 | EQ：用情商的力量構築幸福的一生 | 230 元 | | | |

| 口袋書系列 64K | | | | | |
|---|---|---|---|---|---|
| C001 | 易占隨身手冊 | 230 元 | C002 | 兩岸簡繁體對照手冊 | 180 元 |

| 休閒生活館 25K | | | | | |
|---|---|---|---|---|---|
| C101 | 噴飯笑話集 | 169 元 | C102 | 捧腹 1001 夜 | 169 元 |
| C103 | 寫好聯，過好年 | 129 元 | C104 | 天下對聯大全集 | 129 元 |

| 諸子百家大講座 18K | | | | | |
|---|---|---|---|---|---|
| D001 | 鬼谷子全書 | 280 元 | D002 | 莊子全書 | 280 元 |

國家圖書館出版品預行編目資料

你不可不知的排毒解毒100招 / 程朝暉作.
-- 初版.-- 新北市：華志文化, 2015.06
面；　公分.--（健康養生小百科；34）

ISBN 978-986-5636-22-7（平裝）

1. 健康法　2. 健康飲食

411.1　　　　　　　　　　　　　104007086

Ｃ 華志文化事業有限公司

系列／健康養生小百科 ⓪③④

書名／你不可不知的排毒解毒一〇〇招

作　　　者　程朝暉

執行編輯　林雅婷

美術編輯　簡郁庭

封面設計　黃雲華

文字校對　陳麗鳳

企劃執行　康敏才

總　編　輯　黃志中

社　　　長　楊凱翔

出　版　者　華志文化事業有限公司

電子信箱　huachihbook@yahoo.com.tw

地　　　址　116台北市興隆路四段九十六巷三弄六號四樓

電　　　話　02-22341779

印製排版　辰皓國際出版製作有限公司

傳　　　真　02-22451479

電　　　話　02-22451480

地　　　址　235新北市中和區中山路二段三五二號二樓

總經銷商　旭昇圖書有限公司

郵政劃撥　旭昇圖書有限公司（帳號：12935041）

　　　　　　戶名：旭昇圖書有限公司（帳號：12935041）

出版日期　西元二〇一五年六月初版第一刷

售　　價　二六〇元

本書由江蘇科學技術出版社授權

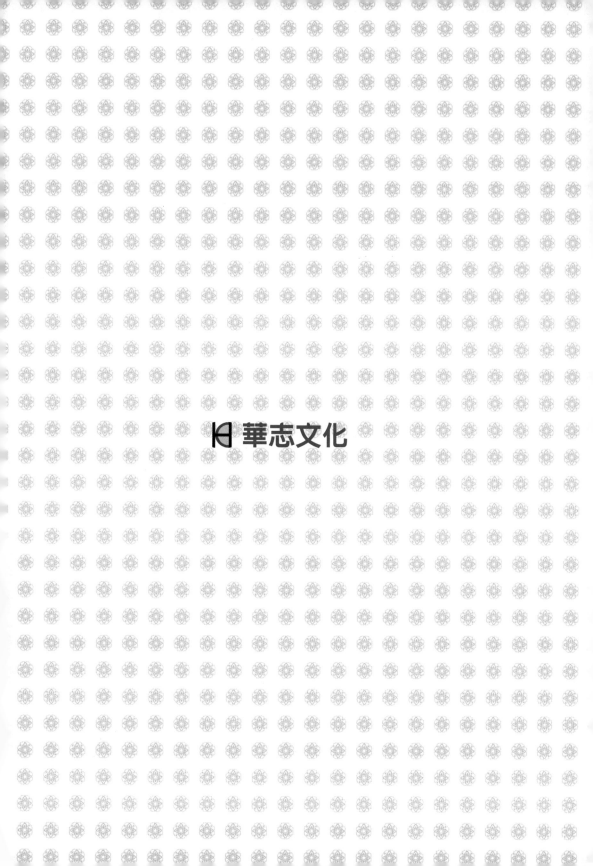

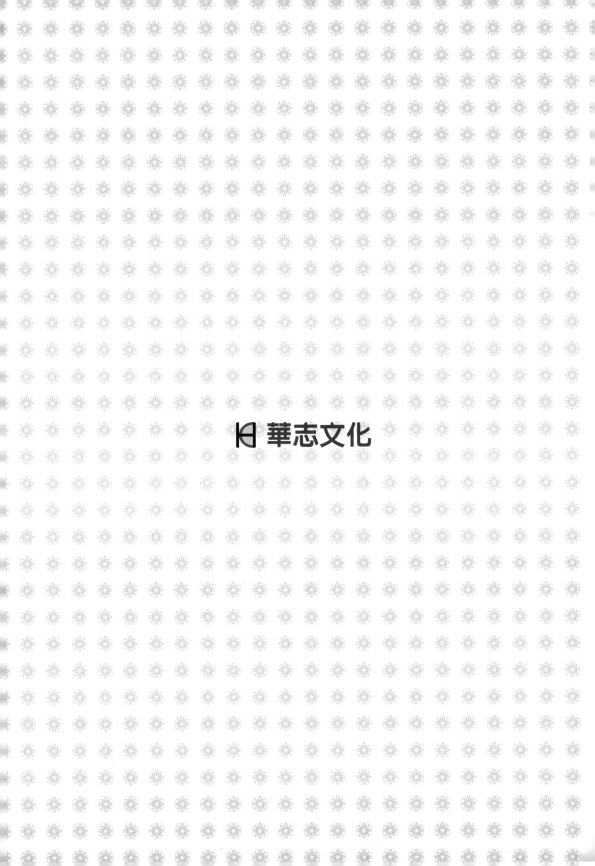

華志文化